感染症の歴史学

飯島　渉
Wataru Iijima

岩波新書
2004

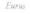

目次

目　次

序章

パンデミックが問うていること

はじめに

本書は、二〇二〇年から世界を席巻した新型コロナウイルス感染症（以下、新型コロナと略す）のパンデミック（世界的な大流行）を感染症の歴史学に位置づける試みです。その正確な理解のためにはもう少し時間が必要でしょう。疫学的な検証、公衆衛生的な対策やワクチンの効果などの知見がそろうためには、まだしばらく時間を要するからです。

この文章を書いている二〇二三年秋でも、新型コロナは私たちにさまざまな影響を及ぼしています。しかし、季節性インフルエンザに近い管理可能な「常在病」とみなすようになっています。コロナウイルスと「共生」するようになったと言い換えることもできます。これは人類がさまざまな感染症と「共生」してきた歴史から得られた対応です。いよいよ、感染症の歴史学の出番といえるでしょう。そこで、本書では、いくつかの感染症の歴史を振り返りながら、新型コロナのパンデミックを歴史化することを試みました。

新型コロナは、未知の感染症＝新興感染症（Emerging Infectious Diseases）の一つでした。二一世紀になってからも、人類はさまざまな新興感染症の脅威に直面してきました。二〇〇二年から〇三年にはＳＡＲＳ（Severe Acute Respiratory Syndrome 重症急性呼吸器症候群）が発生しました。

中国南部の広東省を起源とするコロナウイルスが病原体で、中国を中心におよそ四〇か国と地域で感染が拡がり、世界中で約八〇〇〇人の患者が発生し、七七四人が亡くなりました。二〇〇九年、メキシコ起源の新型インフルエンザ（H1N1）が流行しました。WHO（世界保健機関）や各国政府は数千万人が亡くなったとされる二〇世紀初期のインフルエンザ（いわゆるスペイン風邪）の再来を恐れ、当初は厳格な対策をとりました。幸いなことに、高病原性ではなく、日本でも一年ほどで季節性インフルエンザになりました。二〇一二年には、MERS（Middle East Respiratory Syndrome 中東呼吸器症候群）というコロナウイルス感染症の局地的な流行が発生しました。中東で常在病となったMERSは、韓国でも中東から帰国した患者から感染が拡がり、二〇一五年五月下旬から一か月の間に、患者が一七五人、うち死者も二七人を数えました。病院内での感染も起こり、医療者の感染も三〇人を超えました（同年一二月下旬に終息宣言）。

SARSやMERSは、日本では流行しませんでした。そのため、新型コロナへの対策が遅れたとされています。感染症の専門家によれば、新興感染症は、それが発生するか否かが問題なのではなく、いつ発生するかが問題でした。つまり、いつ出現してもおかしくなかったのです。

二〇一九年のある時期に、後にSARS-CoV-2（Severe Acute Respiratory Syndrome Coronavirus 2）と命名されたウイルスを病原体とする新興感染症が中国の湖北省武漢市で発生しました。

電子顕微鏡で観察すると王冠に似た突起があるため、他のコロナウイルス感染症と同様に王冠を意味するギリシア語のコロナ（corona）にちなんで、Coronavirus Disease 2019＝COVID-19（新型コロナウイルス感染症）と命名されました。

二〇二〇年初頭から、世界はそのパンデミックに直面し、日本でも感染が拡がりました。二〇一九年末に武漢市で原因不明の肺炎が拡がっているという報道に接したとき、多くの人々はSARSの再来を疑いました。そして、これほど長く、大きな影響を及ぼすパンデミックになるとは、ほとんどの人々が予想できませんでした。私もその一人です。新型コロナは中国から瞬く間《またた》に世界中に拡がり、二〇二〇年三月一一日、WHOのテドロス・アダノム事務局長が「パンデミック」を宣言しました。この時、新型コロナは一二〇か国と地域に拡がり、感染者は約一二〇万人、死者は約四六〇〇人を数えていました。

ロックダウンと「自粛」

新型コロナの初発地となった中国は、国際的な批判を避けるためもあって、二〇二〇年一月二三日、武漢市や湖北省のロックダウン（都市封鎖、中国語では「封城」）に踏み切りました。それは世界を驚かせました。武漢市は人口が一〇〇〇万人を超える大都市で、湖北省の人口は約六〇〇〇万人を数え、イギリス、フランス、イタリアに匹敵します。多くの人々が厳しい行動制限の下におかれました。中国共産党は、行政機構とともに党組織をフル回転させ、「社区」や「小区」と呼ばれる「居住単位」を基盤として、住民の外出を厳しく制限しました。その結果、中国はいったん新型コロナの抑え込みに成功しました。

新型コロナが世界に伝播すると、二〇二〇年春、欧米諸国もロックダウンを実施しました。中国のロックダウンよりは緩いものでしたが、欧米諸国も警察官を巡回させ、住民の外出を規制し、違反した場合には罰金を科す強制力をともなった対策を実施しました。日本でも、二〇二〇年四月初め、緊急事態宣言が出されました。それは法的強制力を行使するのではなく、国民一人一人に活動の「自粛」を要請するものでした。

各国政府がとった新型コロナ対策の原理は共通でした。新興感染症であるため病状や致死率が不明で、治療薬やワクチンもなかったため、初期には「非医薬品的介入」(NPI＝Non-Pharmaceutical Interventions)と呼ばれる公衆衛生的な対策が中心になりました。中国のロックダウンも日本の「自粛」も、ウイルスとの接触の機会をできるだけ減らし、感染拡大の到来を遅らせ、その規模を小さなものにして、その間にワクチンや治療薬を開発するという戦略でした。それ以外に方法がなかったのです。

新型コロナのパンデミックによって、世界はそれまでごく普通に行ってきた、人々が集まって語り合い一緒に食事をする、協力しながらモノをつくり、科学や技術を発展させ、価値を生み出し、広く交換するという社会生活の基本を制限しなければならなくなりました。世界の政治、経済、社会、文化などは甚大な影響を受け、それは一人一人の生活にも及びました。地球上に生活する全ての人が当事者となり、世界は「生死を共にしながら、共通の危機に直面した」のです。

これまでにも感染症のパンデミックがありました。二〇世紀初期、一九一八年から三年間にわたって上述の新型インフルエンザが流行しました。第一次世界大戦を背景としながら、グローバル化の中でパンデミックとなったのです。歴史を振り返ってみると、本書で取り上げる天然痘、ペスト、マラリアは、病原体の種類や感染のメカニズム、中間宿主の有無などは異なっていますが、いずれも多くの人々の生命を奪い、その暮らしに大きな影響を及ぼし、国家や社会のあり方とも深く関係した感染症です。

そうした感染症と新型コロナとの違いの一つは、情報化社会におけるパンデミックだったことです。ICT(情報通信技術)の進展が感染対策のために活用され、携帯電話の端末を使った感染の管理やGPS(位置情報)を利用した感染者との接触を確認するコンタクト・トレーシングが実施されました。日本では、陽性者への情報提供や健康観察は機能したものの、ウイルスとの接触確認やコンタクト・トレーシングはうまくゆきませんでした。インターネットやSNS上には膨大な情報があふれ、伝聞や不正確な理解にもとづく情報も瞬く間に拡散し、人々の新型コロナへの対応を左右しました。他方、テレワークも広がり、学校は休校となっても教育は維持されました。しかし、エッセンシャル・ワークと呼ばれた社会生活を支える仕事の多くはリモートワークが不可能で、それに従事する人々がより新型コロナの感染リスクに曝《さら》されることになりました。対面の持つ価値もあらためて明らかになりました。中でも、亡くなった方の看取りができなかったことは人々の心に大きな傷跡を残しました。

新型コロナの「起承転結」

新型コロナのパンデミックの中で、ビデオ会議が一気に拡がりました。技術自体はしばらく前に開発されており、多くの人々がコミュニケーションのためのツールとして利用するようになったのです。外国旅行はおろか、県境をまたぐ移動さえも「自粛」する状況の中で、外国の友人ともビデオ会議で話をしました。私が「現在は新型コロナの「起承転結」のどの段階だと思うか」と質問しても、ピンとこない様子だったことが印象的でした。漢字文化圏の知りあいにも理解されない日本独特の修辞法だということがよくわかりました。

それでも、「起承転結」で理解してみたい気持ちは抑えがたいものがあります。新型コロナが中国で発生し、それが世界中に拡がると、医療水準が高いとされる欧米諸国でも医療崩壊が起き、多くの死者が出ました。日本でも第一回緊急事態宣言が出され（二〇二〇年四月七日から五月二五日)、さまざまな対策がとられました。この時の流行はかなり抑制されたものでしたが、世界的な感染爆発の中で、東京五輪・パラリンピックは一年延期になりました。中国は初期対応において透明性や機敏さを欠いたものの、強硬なロックダウンによって新型コロナの感染をいったん抑え込みました(起)。

ヨーロッパや欧米に続き、インドなどでも感染が拡大し、世界中で多くの死者が出ました。ウイルスの変異による感染力の高まりもその原因でした。日本でも、感染拡大の中で、第二回緊急事態宣言(二〇二一年一月八日から三月二一日)、第三回緊急事態宣言(同上、四月二五日から九月三〇日)が出され、東京五輪・パラリンピックは緊急事態宣言の下での開催となりました。緊急事態宣言への理解には混乱があります。後述の内閣官房報告書では三回としていますが、第三回緊急事態宣言がいったん解除された東京都で七月一二日から再び緊急事態宣言が出され、これを四回目と数える場合もあります(NHK等)。この混乱は、期間延長と区域変更をくり返したためで、東京五輪との関係が背景にあると言えるでしょう。

mRNAを活用する新たな技術によって開発されたワクチンが従来では考えられないスピードで実用化され、二〇二〇年末から欧米でワクチンの接種が進むと、パンデミックの様相が変化しました。日本でも二〇二一年夏以後、ワクチン接種が本格化しました。しかし、ワクチンをめぐる国際的な格差が顕在化し、ワクチン開発に成功した米英仏独およびロシアや中国は

「ワクチン外交」と呼ばれる戦略的対応を進めました(承)。

オミクロン株という、感染力は強いものの重症化の可能性が高くない変異株が二〇二一年末から拡がると、感染自体を抑制することは困難になりました。治療のための知見も次第に確立されるようになり、各国政府は新型コロナを季節性インフルエンザなどと同等の常在病と見做し、ウイルスとの「共生」をめざすウイズコロナ(with COVID)へと対策を転換しました。日本では、二〇二一年九月三〇日に緊急事態宣言が解除されると、その後は発出されませんでした(内閣官房HP「新型コロナウイルス感染症緊急事態宣言の実施状況に関する報告」二〇二一年一〇月八日)。公共交通機関や職場、学校、商店、レストラン、博物館などでのマスク着用は引き続き推奨されましたが、法的な規制によるものではなく、人々の規範意識や「同調圧力」を基盤としたものでした。中国はゼロコロナ(Zero COVID、中国語では「清零」)対策を継続し、感染が確認されると、それが小規模でもロックダウンを行いました(転)。

二〇二二年になると、多くの国が感染対策を停止し、マスクの着用などの対策を緩和しました。しかし、二月から三月に北京などで冬季五輪・パラリンピックを無観客で開催した中国はゼロコロナを継続しました。経済的社会的な費用が膨大なため、WHOも継続性を危ぶむ中で、一〇月の共産党大会が閉幕しても変化はありませんでした。しかし、人々の不満が高まると、一二月初め、突如としてウイズコロナへと舵を切りました。対策の緩和に日本は慎重でしたが、二〇二三年五月八日、新型コロナを季節性インフルエンザと同等の感染症と見做し、医療体制などを平常に戻しました。これが事実上の「収束」宣言で、五月五日、WHOも緊急事態宣言を解除しました。しかし、日本では多くの人々が、公共交通機関、職場や学校などでマスクをする生活を続けました(結)。

新型コロナのパンデミックの「起承転結」は、中国の武漢市での感染爆発によって「起」がはじまり、中国における対策の転換によって「結」を迎えたといえるでしょう。新型コロナウイルスは不断に変異を繰り返し、その時々に選択すべき対策が異なっていました。一貫して適切な対策を選択し、実行に移すことができた国や地域はほとんどありませんでした。

WHOの発表によると、パンデミックが約三年を経過した二〇二二年末の段階で、新型コロナの陽性者は約六・五億人、死者は六六〇万人でした。大づかみな理解ですが、世界人口の約一割が感染し、〇・一%が亡くなりました。これらはあくまでも確認された数字であり、実際に感染した人や亡くなった人はもっと多いとみることができます。一方、各種の新型コロナのワクチン接種も合計約一三〇億回に達しました(一二月二三日)。

感染症は世界を変えたか?

新型コロナのパンデミックによって、世界が直面している矛盾が顕在化し、可視化されました。私たち一人一人の生命観や倫理観も揺り動かされました。テレワークが推奨される中で、それを実現できないエッセンシャル・ワークの存在がクローズアップされ、正規と非正規という雇用形態の差異による労働環境の違いも表面化しました。さまざまな課題は、各国の医療や公衆衛生だけではなく、貧困、性差、人種などと関係していました。政治への影響も甚大でした。日本では二〇二〇年に安倍晋三首相、二〇二一年に菅義偉首相が退陣しました。それには新型コロナの感染状況が大きな影響を及ぼしていました。

新型コロナのパンデミックを冷静に眺めることができなくなって、「感染症は世界(歴史)を変えた(変える)」という言説が登場しました。「疫病史観」という言葉を聞く機会も増えました。感染症の流行が私たちにいかに大きな影響を及ぼすかが実感されたからです。しかし、冷静に眺めてみると、感染症のパンデミックによって、「変わった、変わる、変えられる」ものと「変わらなかった、変わらない、変えられない」ものがあったことに気づきます。人類史の中では、いろいろな感染症がパンデミックを引き起こし、多くの人々の命を奪ってきました。それでは、感染症はほんとうに世界(歴史)を変えたのでしょうか？　新型コロナのパンデミックは、ほんとうに世界(歴史)を変えたのでしょうか？　それは、感染症の歴史の中に新型コロナを位置づける(歴史化する)ことによって明らかになるでしょう。

感染症の歴史学は、その手法や学問的背景によっていくつかのグループに分けることができます。H・E・シゲリスト、富士川游《ふじかわゆう》、W・マクニール、酒井シヅなどは、医学史（日本では医史学と呼ばれることもあります）の視角から感染症と私たちの関係を明らかにしてきました。二〇世紀末になると、医療社会史と呼ばれる研究がさかんになり、医療や公衆衛生の役割に注目しながら、感染症と私たちの関係を分析してきました。A・クロスビー、D・アーノルド、見市《みいち》雅俊《まさとし》がそうした研究の先達となりました。また、J・ダイアモンドや山本太郎は、進化生物学などを基盤としながら、感染症とヒトの関係を論じています。

論者によって、感染症の衝撃とその影響への理解には差があります。感染症と人類（ヒト）、世界や国家、社会や個人との関係への理解もさまざまです。感染症の流行は、感染のメカニズムや対策のあり方と関係していると同時に、科学技術の水準や個々人の生命観・倫理観に左右されるからです。

本書では、新型コロナに加え、天然痘（ウイルス）、ペスト（細菌）、マラリア（原虫）という三つの感染症（病原体）を取り上げ、医学史、医療社会史、進化生物学などの先達と対話しながら、感染症と私たちの歴史をたどり、新型コロナのパンデミックを歴史化することを試みます。ウイルス、細菌、原虫（寄生虫）という種類の異なった病原体による三つの感染症を取り上げたのは、感染のための中間宿主の有無や伝播のあり方が流行や対策と深く関わっていたからです。また、その時代や地域の科学や技術のあり方も対策や収束を左右しました。三つの感染症の中で新型コロナにもっとも近いのは、流行時の伝播がもっぱらヒトとヒトのあいだで起こるという点で、ウイルス性感染症の天然痘です。天然痘のパンデミック、対策の推移や収束に至る歴史は、新型コロナの収束を理解するための知見を与えてくれます。取り上げたい感染症は他にもあるのですが、必要な範囲で触れることにします。

まず、新型コロナのパンデミックを概観し、次に、天然痘、ペスト、マラリアの歴史をひもとき、過去と現在の対話の中から、感染症の歴史学のレッスンを考えてみることにしましょう。

第一章

新型コロナのパンデミック

――二一世紀の新興感染症――

「開発原病」としての新型コロナ

二〇二〇年からの新型コロナのパンデミックを正確に理解するためにはまだまだ時間が必要です。しかし、世界が新型コロナのウイルスとの「共生」をめざすウイズコロナを選択した現在、パンデミックを歴史化する段階に来たと言えるでしょう。そこで、一〇年後や一〇〇年後の歴史家が、どのように新型コロナを叙述するかを意識しながら、パンデミックの軌跡をたどってみます。

二〇一九年のある時期、中国で後に世界を席巻することになった新型コロナが発生しました。原因となったのは新型のコロナウイルス（Severe Acute Respiratory Syndrome Coronavirus 2＝SARS-CoV-2）で、二〇二〇年になると予想を遥かに超える規模で猛威をふるい、世界を震撼させました。WHOは、二〇二〇年一月三〇日に「国際的に懸念される公衆衛生上の緊急事態」（Public Health Emergency of International Concern＝PHEIC）であることを宣言し、三月一一日には、「パンデミック」を宣言しました。歴史をさかのぼれば、天然痘、ペスト、結核、インフルエンザ、HIV／AIDSなどの感染症の流行が多くの人命を奪い、また、マラリアなどのエンデミック（地方病、風土病）も長いあいだ人々を苦しめてきました。新型コロナもこうした感染症の一つです。

なぜ、感染症が流行するようになるのでしょうか。動物を宿主とする多くの病原体（動物由来感染症＝zoonosis、人獣共通感染症とも呼ばれます）がヒトの生活サイクルと交錯すると、エンデミックとして流行が起こります。それに何らかの要因が加わってパンデミックとなることがあります。一九世紀初期、世界中に拡がったコレラはもともとインド東部のベンガル地方、ガンジス川下流域で流行していたエンデミックでした。それが、一八一七年に突如として世界中に拡がるパンデミックとなったのです。その背景として、イギリスのインド植民地統治の下での開発、都市化、交通の近代化やヒンドゥー教徒の聖地巡礼などが指摘されています。一九世紀初期から二〇世紀半ばまで、六回のパンデミックを引き起こし、かつてはアジア型コレラ（*Asiatic*）と呼ばれていました。二〇世紀半ば以後に主流となったエルトール型コレラ（*El Tor*）と区別する意味と、感染症に地域名をつけることを避けるために、現在は古典的コレラ（*Classical*）と呼ばれています。

動物由来感染症の宿主が生活している生態系にヒトが接近すると、人類にとって未知の新興感染症に感染することがあります。見市雅俊や斎藤修は、農業などの開発によって生態系への介入が進み、感染症が流行するようになるメカニズムを「開発原病」と呼んでいます（見市雅俊・斎藤修・脇村孝平・飯島渉（編）『疾病・開発・帝国医療――アジアにおける病気と医療の歴史学』）。

新型コロナウイルスはコウモリやセンザンコウなどの野生動物のコロナウイルスに由来するとされています。新型コロナも「開発原病」の結果でした。その背景として、中国が驚異的な経済成長を経験する中で、生態系を改変する開発が進み、ヒトと野生動物の距離が近くなったこと、都市化や人口の流動性が高まったことを指摘できます。また、野生動物を好む食習慣もその一因となっています。

SARS、新型インフルエンザ、MERS

ウイルス(virus)はラテン語で「毒」や「病毒」という意味です。ドイツのフリードリヒ・レフラーとパウル・フロッシュが一八九八年、動物感染症の口蹄疫《こうていえき》の原因が細菌濾過器を通過してしまう極小の病原体であることを発見し、それをウイルスと呼ぶようになりました。細胞を持たないウイルスは、単独では増殖できず、宿主となる別の生物に侵入して増殖します。遺伝子をタンパク質の外皮が包むだけの構造物を生物と見るか非生物とするかをめぐってはいまだに意見が分かれています(日部幸博・北川善紀『病原体の世界』)。

感染症の専門家は、新型コロナのような新興感染症の出現を予測していました。それは起こるか否かではなく、いつ起こるかが問題だったからです。序章でも触れたように、二一世紀初め、新興感染症としてSARSやMERSというコロナウイルス感染症や新型インフルエンザなどが発生しました。これらはいずれも動物由来感染症でした。

二〇〇二年から〇三年、ＳＡＲＳが流行しました。およそ八〇〇〇人の患者が確認され、中国が最多で五三二七人、以下、香港（一七五五人）、台湾（三四六人）、カナダ（二五一人）、シンガポール（二三八人）、ベトナム（六三人）、米国（二七人）など約四〇か国で感染が拡がり、七七四人が亡くなりました。流行のさなか、ＳＡＲＳに感染していた台湾人が日本国内を旅行していたことはあったものの、日本では感染は拡がりませんでした。航空機などでの移動が制限され、各国が封じ込め対策を行うと、二〇〇三年七月に収束しました。患者が感染源になるのは重症化した後であるため、ＳＡＲＳは患者の隔離という古典的対策によって抑え込みが可能でした。その後、ＳＡＲＳの発生報告はありませんが、その理由は不明です。

二〇〇九年に新型インフルエンザが流行すると、各国は海外渡航の制限や学校の休校など厳しい対策をとりました。二〇世紀初期に数千万人の命を奪ったインフルエンザ（スペイン風邪）の再来を警戒したからです。幸いなことに、この時の新型インフルエンザは高病原性ではなく、すぐに季節性となり、世界や日本での健康被害は小規模なものにとどまりました。後述するように、二〇二〇年からＷＨＯや各国が選択した新型コロナ対策は、この時の経験を基礎としていました。

二〇一二年には、ＭＥＲＳが局地的に流行しました。現在でも散発的な発生が確認されるのはウイルスがヒトコブラクダに定着したからです。二〇一五年の韓国での流行では中東から帰国した患者から感染が発生し、患者一八六人、死者三八人を数えました。MERSは韓国における感染症対策の重要なレッスンとなりました。その他にも、二〇一四年には西アフリカでエボラ出血熱が発生しました。エボラはザイールにある川の名前です。致死率の高いウイルス性の感染症で、二〇一五年までに数万人の患者が発生し、一万人以上が亡くなりました。患者が移送された米国やスペインで二次感染が拡がったものの、限定的な発生にとどまりました。

新型インフルエンザのレッスン

世界の新型コロナ対策は、日本も含め、二〇〇九年の新型インフルエンザ対策の経験にもとづくものでした。そこで、もう少しその時の状況をふりかえっておきましょう。メキシコ発とされる新型インフルエンザは、日本でも二〇〇九年秋に全国に拡がりました。当時は、麻生太郎首相、舛添要一厚生労働大臣という布陣で、WHO事務局長は香港でSARS対策の指揮をとったマーガレット・チャンでした。

二〇〇九年四月二八日、日本政府は新型インフルエンザの発生を宣言し、検疫を強化しました。その後、五月に最初の国内感染が確認されました。対策は、二〇〇五年にWHOが作成した「世界インフルエンザ事前対策計画」と二〇〇九年二月にそれを改訂した「新型インフルエンザ行動対策計画」にもとづき、発生地への渡航自粛、入国便への機内検疫(水際検疫)、発熱外来の設置などを行うものでした。重症となる可能性の高い新型インフルエンザを想定したのは、上述の数千万人が亡くなったスペイン風邪の流行における日本での死者(約四〇万人と推計)を根拠として、人口が倍である二一世紀初頭には七〇万人近くが亡くなる危険性があると推測されたからです。

二〇〇九年の新型インフルエンザは弱毒性で、一二月までの死者は、米国(約三九〇〇人)、メキシコ(六五六人)、カナダ(三二九人)、英国(二七〇人)、イタリア(一〇七人)、フランス(九二人)、日本(八五人)、ドイツ(七七人)などで、日本の流行状況は諸外国と比べても抑制されたものでした。インフルエンザとしては異例だったのですが、夏に感染が拡がり、九月に学級閉鎖を実施した学校もありました。感染経路は飛沫と接触だとして、マスクや手洗い、不要な外出を避けることが推奨されました。感染のピークは二〇〇九年一一月で(通常の季節性インフルエンザのピークは一月から二月が多い)、翌年三月ごろまでに沈静化しました。亡くなった方は、結局およそ二〇〇人を数えましたが、流行状況はかなり抑制されたものでした。

二〇〇九年の日本のインフルエンザ対策のキィ・パーソンの一人は、新型コロナのパンデミックの中でも重要な役割を果たすことになる尾身茂でした。尾身は、WHOの事務局長選挙をM・チャンと争って敗れ、自治医科大学の教授となって日本にもどっていました。その直後、新型インフルエンザ対策を担うことになったのです。基本的な戦略は、①発生初期の迅速な封じ込め、②感染被害の「波」の平坦化、③社会機能を維持し、被害(特に死亡率)を最小限に食い止める、というものでした(尾身茂『WHOをゆく――感染症との闘いを超えて』)。二〇二〇年からの日本の新型コロナ対策は、二〇〇九年の新型インフルエンザ対策を踏襲したものだったのです。

新型インフルエンザは、いつ、どのように収束したか?

この新型インフルエンザは、いつ、どのように収束したのでしょうか。東日本大震災が発生してまもない二〇一一年三月三一日、厚生労働省は感染症法における位置づけを季節性インフルエンザと同じ扱いとすることとし、名称も「インフルエンザ(H1N1)2009」とすると発表しました。これを伝える新聞の紙面(毎日新聞、二〇一一年四月一日、朝刊)には、被災した東北の町の夜の闇を照らすのは往来する自動車のヘッドライトだけだという写真や被災者を癒すための足湯のやり方を学ぶボランティアの写真が掲載されています。新型インフルエンザは多くの人々が免疫を獲得すると、季節性インフルエンザとして定着しました。収束とは、新規感染がゼロになることではなく、社会が感染症への理解をかえることでした。二〇二〇年にはじまった新型コロナのパンデミックは、二〇二三年五月八日、感染症法上の分類を5類とすることによって、事実上の「収束」が宣言されました。それもやはり、二〇〇九年の新型インフルエンザへの対応を踏襲したものだったのです。

二〇一〇年六月、厚生労働省の新型インフルエンザ対策総括会議（座長は、金澤一郎・日本学術会議会長）が報告書をとりまとめました。流行が急速に拡がった地域では医療体制がパンク状態となったので、その機能や体制を整備すること、ワクチンについては国がメーカーを支援して国内生産体制を強化すること、効率的な集団接種の検討の必要性などを指摘しました。危機管理や広報を専門に担う組織の設置や人員・体制の大幅な強化、専門のスポークスマンの配置なども提言されました。しかし、この報告書は、新型コロナ対策にはほとんどいかされませんでした。それが、直後の東日本大震災および福島第一原発事故という別の緊急事態のためなのか、報告書をつくることには時間をかけるものの、それを活用することが少ない日本の政治文化や組織の体質の問題なのかは、新型コロナのパンデミックをめぐるさまざまな報告書（その一例としては、内閣官房に設置された新型コロナウイルス感染症対応に関する有識者会議が二〇二二年六月一五日というきわめて早い段階でまとめた『新型コロナウイルス感染症へのこれまでの取組を踏まえた次の感染症危機に向けた中長期的な課題について』）とともに考えてみるべき問題です。

二〇一二年四月、自民党に代わって政権与党となった民主党に加え、公明党が賛成して「新型インフルエンザ等対策特別措置法」が成立しました。共産党と社民党は法案に反対し、自民党は本会議を欠席しました。その後、一二月に自民党が政権に返り咲き、安倍晋三首相の下で長期政権が始まりました。

「感染症のゆりかご」としての中国

新しいウイルス感染症の病名はWHOが付けることになっていて、二〇二〇年二月一一日、国際ウイルス委員会がウイルスをSARS-CoV-2と命名し、病名をCOVID-19と命名しました。「武漢ウイルス」や「中国ウイルス」と呼ばれることもあったので、感染症の名前に国名や地域名が入って人種差別や政治的対立の原因となることを避けるための配慮でした(山内一也『新版 ウイルスと人間』)。

人間が開発のために自然環境を改変し、生態系に介入すると、動物由来感染症などの未知の病原体と接触する機会が増え、リバウンドとして新興感染症が出現するのです。人類は、およそ一万年前に森林を切り拓いて農地とし、野生動物を家畜化し、集住による都市化を進めました。その結果、さまざまな感染症が流行するようになりました。二一世紀初期、中国がSARSやCOVID-19の起源となり、いわば「感染症のゆりかご」となったのは、人類社会の軌跡と三〇年ほどの中国の軌跡が交錯した結果でした。

新型コロナウイルスの伝播経路として、武漢市の「武漢華南海鮮卸売市場」(肉類を含む多様な食品を扱っていた巨大市場で、武漢市の中心の一つである漢口駅の近く）が感染に関わっているとして批判を浴びました。新型コロナの起源を特定するための調査団が何度も中国を訪問しましたが、その起源は特定されていません。人為的に作製されたとする説が出ては消え、消えてはまた出されました。変異を繰り返しながら、人類との間で存続のためのスマートなやりとりを続けるウイルスを人為的につくることは困難だという批判もあります。他方、武漢市にある中国科学院武漢病毒研究所からの流出の可能性も繰り返し指摘されてきました。起源問題は政治化しました。中国政府には、野生動物の管理を強化し、新たなウイルスの出現を抑制すること、新興感染症をめぐる知見を世界と共有することが求められています。

中国政府の初期対応

中国政府が湖北省武漢市における「原因不明の肺炎」の発生をWHOに報告したのは二〇一九年一二月三一日のことでした。拠点病院の一つであった武漢市中心医院は、一二月一六日に上述の市場で働いていた六五歳の感染者（男性）を受け入れており、もっと早くWHOに報告すべきだった、そうすればより早い段階で封じ込めが可能だったという批判があります。一二月三〇日、一九八六年生まれの李文亮という若い眼科医が、武漢市で七人がSARSに感染したという情報を中国のSNSである「微信」（WeChat）に流しました。李医師は東北の遼寧省の出身で、武漢大学を卒業し、二〇一四年から武漢市中心医院に勤務していました。この行動によって、李医師は、二〇二〇年一月三日、虚偽の情報を流し、社会を混乱させたとして訓戒処分を受けました。同時に他の医療関係者も注意を受けました。

一月一〇日、中国の衛生当局がこの新興感染症が新型コロナウイルスを原因とするものであることを確認すると、一一日には武漢病毒研究所などがゲノム配列を公表し、ワクチンや治療薬の研究開発がいっせいに開始されました。しかし、中国政府の初期対応は混乱したものでした。その原因の一つは、衛生当局がヒトからヒトへの感染を否定していたからでした。そのため、武漢市長も社会活動の制限に消極的で、春節(旧正月)を控え、多くの武漢市民が故郷に戻って新年を迎えたり、海外旅行に出かけました。一六日から一七日には武漢市で湖北省人民代表大会が開催されており、習近平国家主席は一七日から一八日にミャンマーを公式訪問し、帰国の途上、雲南省を視察していました。こうしたことから、この段階では中央政府はそれほど危機感を感じていなかったと言えるでしょう。

対策が転換されるきっかけとなったのは、鍾南山《しょうなんざん》医師(広州市呼吸器疾病研究所の所長で、SARS対策の責任者として中央政府の情報隠蔽などを批判したことで有名になった)が一月一七日に武漢入りし、ヒトからヒトへの感染を確認したことでした。それをうけて一月二〇日、習近平国家主席や李克強国務院総理(首相)は「伝染病防治法」にもとづいて、新型コロナへの対策を取ることを指示し、人民解放軍の大規模な動員も行われました。

武漢市のロックダウン

春節直前の一月二三日、中国政府は武漢市や湖北省のロックダウンに踏み切りました。住民の行動を厳しく制限し、感染の拡大を防ぐための措置で、同時に、武漢市や湖北省に感染を封じ込め、中国全体に拡がることを防ぐためでもありました。これは、中国が大陸国家としての広さ（縦深性）を持っているために選択された対策でした。感染症専門病院が突貫工事で建設されました。わずか一〇日間で完成した一〇〇〇床を擁する病院は「火神山医院」という名前でした。中国医学によると、五臓の一つである肺は五行《ごぎょう》（木火土金水）の金《ごん》に属し、火はそれに打ち克つことから、「火の神」が新型肺炎を引き起こす新型コロナを退散させるというネーミングでした。その後、もう一つ「雷神山医院」という名称の専門病院が建設され、二月中旬までに一四か所の仮設病院、一万二〇〇〇の病床が準備されました。工事を急いだのはＳＡＲＳ対策の経験にもとづくものでしたが、その様子が映像を通じて海外に伝えられると、多くの人々は驚き、この段階では、その必要性を理解できませんでした。

中国におけるロックダウンの基盤となったのは、「社区」と呼ばれる住民の「居住単位」でした。日本語では居住区や町内会と翻訳されることもあります。英語は community とされることが多く、コミュニティというカタカナ語も使われます。二〇世紀後半の社会主義化の時代には、都市の国営企業、農村の人民公社が住民統治の基盤となっていました。市場経済制度を導入する「改革開放」の時代になると、多くの国営企業や人民公社は解体され、それにかわる組織として二〇世紀末から「社区」が整備されました。「社区」の中にはより細分化された「小区」が組織され（数棟の高層アパートという場合が一般的で、規模はさまざまですが、数千人規模の大きな居住単位もあります）、必ず中国共産党の末端組織が組み込まれています。

新型コロナの感染を抑制するため、住宅の出入り口に門番を立て、住民が診療や買物などに出かけることを制限しました。外出のためには「社区」が発行する通行証が必要で、週一・二回、一世帯で一人だけ外出が許されるという厳しい対策が採用されました。発熱などの感染の管理も「社区」を通じて行われました。それを支えたのは、膨大な数の監視カメラや「社区」や「小区」を単位としてつくられたWeChatグループで、感染対策もそれを通じて住民に通知されました。

ロックダウンを維持するためには、物資の安定的な供給が不可欠です。そのため、援助物資の配給とともに、インターネットや携帯電話を活用した物資の共同購入が行われました。「社区」の公務員や末端の共産党員、ボランティア（中国語では「志願者」）が、感染者などの病院への搬送、物資の運搬、高齢者のケアなどを担い、ロックダウンを支えました。ボランティアの多くは若者で、その後、共産党への入党が有利になることもありました。中国の新型コロナ対策は、共産党の末端組織をフルに活用した動員型の制度と急速に整備されたICTを活用した、いわば「古くて新しい」ものでした。二〇二〇年初期から順次導入された「健康コード」と呼ばれる、新型コロナへの非感染を証明するデジタル証明システムもそれを象徴するものでした。

湖北省や武漢市に他地域から莫大な物資を集中させ、それを配給する仕組みがつくられました。医療関係人材も各地域から動員されました。中国が選択したゼロコロナ対策は、戦時動員に近く、莫大な資金と人的資源を必要とするものでした。その意味では、「社区」の果たした役割は、日本の戦時体制における隣組に近いと考えることができます(飯島渉「中国武漢市のロックダウンと「社区」――COVID-19対策におけるコミュニティの問題」)。ICTの活用を加味すると、「社区」を「デジタル隣組」と表現することもできるでしょう。

二つの武漢日記

ロックダウンの下で、人々はどのように暮らしていたのでしょうか。それを窺い知るために、二つの日記を紹介します。一つは、方方という著名な女性作家の『武漢日記』です。もともとはSNSの「微博《ウェイボー》」に発表されたものです。中国政府の初期対応の遅れを明確に指摘しているため、二〇二三年一〇月現在でも出版できないまま、テクスト・データがやりとりされています。また、英語や日本語をはじめ多くの言語に翻訳されています。

方方の日記は、農業史家の藤原辰史《ふじはらたつし》が、「パンデミックを生きる指針――歴史研究のアプローチ」（岩波書店「B面の岩波新書」二〇二〇年四月二日、後に、村上陽一郎（編）『コロナ後の世界を生きる』二〇頁に転載）の中で紹介したことで多くの人々に知られるようになりました。藤原は、新型コロナのパンデミックの中で、日本は生き残るに値する国家なのかどうかを歴史の女神のクリオによって試されているとしつつ、その判断材料は何かを問うたのです。そして、「一つの国が文明国家であるかどうか［の］基準は、高層ビルが多いとか、クルマが疾走しているとか、武器が進んでいるとか、軍隊が強いとか、科学技術が発達しているとか、芸術が多彩とか、さらに、派手なイベントができるとか、花火が豪華絢爛とか、おカネの力で世界を豪遊し、世界中のものを買いあさるとか、決してそうしたことがすべてではない。基準はただ一つしかない、それは弱者に接する態度である」という方方の記述を紹介しました。この文章は、新型コロナのパンデミックの中でステイホームを続け、息をひそめて暮らしていた人々の気持ちにマッチしたため、その後、いろいろなところで引用されました。これをもとに、「歴史の女神クリオの審判はいかに藤原辰史をふたたび読まむ」と水沢遙子は詠んでいます（現代歌人協会（編）『二〇二〇年 コロナ禍歌集』一三四頁）。

藤原の引用や、それを再引用した多くの文章は、物質的な豊かさや軍事力ではなく、弱者へのまなざしが大切だという文脈の中で、方方を引いています。それ自体は私も同感ですが、ちょっと苦言を呈しておきます(藤原とは面識もあり、私のゼミナールで特別に喋ってもらったこともある間柄なので)。多くの引用は、方方が中国政府を批判しているかのような印象を持っているようです。しかし、『武漢日記』を丁寧に読むと、上記のような批判を込めつつも、方方は、中国政府は新型コロナの流行の中で高齢者に向けて手厚い対策を行っているとし、「社区」の役割を高く評価しています。そして、厳しい行動制限にも協力的です。中国政府が許容できる範囲を探りながら発言していることもわかります。

もう一つ紹介したいのは、郭晶の『武漢封城日記』です。二〇一九年一一月に武漢に引っ越してきたばかりの一人暮らしの女性ソーシャルワーカーで、ロックダウンが開始された一月二三日から三月一日までの暮らしを詳しく記録し、後に、台湾で出版されました(郭晶『武漢封城日記』)。文章は素朴ですが、思いが伝わってきます。また、電子書籍では、日々の食事(ほとんどが一汁一菜)の写真がたくさん紹介されています。

郭晶は、「隔離されるのはウイルスだけではなくて、ヒトもその対象とされる」と慨嘆し、ようやく「出門証」(外出のための通行証)を手に入れ、買い物に出かけたときの様子も書いています。厳しい行動制限はとても息苦しいものでした。「……ただ、コミュニティ(社区のこと、引用者)を抜け出して見つかったらどのような罰を受けるかわからず、たとえその規則が不合理であったとしても、いまの自分には規則破りの代償が払えないことを心配した」などと、率直な気持ちが書かれています(二月一六日、中国語版一九一頁、日本語版一九四頁)。

二〇二〇年三月末から四月初め、武漢市における新型コロナの感染が抑制され、ロックダウンの解除が視野に入ると、中国国営のCCTVは、二〇世紀の中国における感染症対策の歴史を、「成功体験」として紹介しました。そこで取り上げられたのは、天然痘、ペスト、マラリア、ポリオ(急性灰白髄炎、脊髄性小児麻痺とも呼ばれ、ポリオウイルスによって発生する)、日本住血吸虫症(日本、中国、フィリピンで流行した寄生虫症、日本人研究者が原因や感染経路を発見したので、名前に「日本」が入っている)でした。感染症対策の歴史が、その時々の中国の政治や国際環境とともに、サクセスストーリーとして紹介されました。そして、四月七日、武漢市のロックダウンは解除されました(飯島渉「武漢「封城」研究の課題」)。

厳格なロックダウン、特に、居住単位の封鎖による厳格な行動制限によって、ウイルスとの接触の機会が減り、新たな感染を引き起こす「実効再生産数」が減少し、感染は抑制されました。そのため、武漢市のロックダウンは中国政府にとって成功体験となりました。小規模な感染が発見されても、大規模なロックダウンをただちに行うゼロコロナ対策が二〇二二年末まで各地で継続されました。その背景には、二〇二二年初めに北京などで冬季五輪・パラリンピックの開催を予定していたこと、同年秋に共産党大会が予定されていたことなどがありました。

オミクロン株の登場によって諸外国がウイズコロナへと対策を転換する中でも、二〇二二年前半、上海市は約二か月にわたるロックダウンを実施しました。当時、上海市書記(上海市の事実上のトップ)で後に首相になった李強が視察に訪れたときに、住民が厳しい言葉を投げかける場面がSNSで拡散するという異例の事態も起きました。

ダイヤモンド・プリンセス号の長い航海

日本で新型コロナの最初の患者が確認されたのは二〇二〇年一月一五日のことでした。中国の武漢市から帰国した三〇代の男性で、メディアで中国籍であることが公表されると横浜中華街の中国料理店に中国人を中傷する手紙が届きました。風評被害によって、二〇二〇年春の横浜中華街の人出は例年の三割に減少しました。新型コロナのパンデミックが拡がる中で、世界各地で人種差別的な言動が目立つようになりました。

新型コロナの日本への衝撃は思わぬところからやってきました。横浜港に戻ってきたダイヤモンド・プリンセス号(Diamond Princess 以下、DP号)という巨大なクルーズ船の中で感染が確認されたのです。英国船籍で、実際に運航していたのは米国のプリンセス・クルーズ社とその日本支社のカーニバル・ジャパン社でした。DP号は、一月二〇日、横浜港を出発し、ベトナムと台湾をめぐり、那覇に寄港したのち、二月三日、乗客二六六六人(うち、日本人は一二八一人）、乗員一〇四五人とともに横浜港に戻ってきました。一月二五日に香港で下船した乗客が新型コロナに感染していることが確認され、船内で一〇人の陽性者が確認されました。外国船籍の船舶、特に多国籍の乗客・乗員を乗せている船舶への対応は試行錯誤の連続で、臨時的措置として、乗客・乗員の下船を認めず、長期間にわたって船内で検疫を継続する措置が選択されました。

二〇〇九年の新型インフルエンザ対策にあたった経験があるため、環境省に出向していた正《しょう》林《ばやし》督章《とくあき》（厚生労働大臣官房審議官）が急遽《きゅうきょ》復帰し、初期の対策の責任者となりました。その後、加藤信勝厚生労働大臣の下で、国会議員の橋本岳厚生労働副大臣と自見はなこ政務官がDP号に派遣され、現地対策本部を設置し、対策にあたりました。検疫を継続し、感染者を船内にとどめるという日本政府が選択した措置に対して、チャーター機を派遣して自国民を帰国させた国も少なくありませんでした。米国、韓国、イスラエル、オーストラリア、香港、カナダ、台湾、イタリア／EU、英国、ロシア、フィリピン、インド、インドネシアは、二月一七日の米国を皮切りに、三月一日までに、乗客九〇四人、乗員六七一人の合計一五七五人を帰国させました。

船内で感染が拡大すると、陽性者を陸上の病院へ搬送し、治療を行う必要に迫られました。しかし、神奈川県内の感染症病床は七四床しかなく、急増する陽性者を振り向けられません。

最終的に七六九人の陽性者は、藤田医科大学岡崎医療センター(愛知県岡崎市)や自衛隊中央病院(東京都世田谷区)など一六都道府県の一五〇病院に搬送されました。検疫を継続し、船内で対応をとった背景には、以上のような感染症病床の不足があったと思われます。その後、船内に残った乗客・乗員は順次下船を開始し、三月一日に下船が完了しました。関係者の努力にもかかわらず、一三人が亡くなり、チャーター機による帰国後、オーストラリアで亡くなった方が一人いました。DP号の事例から、新型コロナがインフルエンザを凌ぐ感染力を持ち、症状のあらわれない感染も多く、世界中に蔓延する可能性のあることが明らかになりました。

DP号への対応については、乗客の回顧録が出版されています。小柳剛《こやなぎつよし》『パンデミック客船「ダイヤモンド・プリンセス号」からの生還』は、大学時代の恩師と電話で話し、とにかく毎日詳しい記録をとれというアドバイスを受けてのものでした。小柳剛夫妻の一四日間にわたる隔離期間中の最大の心配事は、持病の薬の確保でした。厚生労働省へ問い合わせたところ、船医の判断が必要、まず船内の医務室に問い合わせろとの対応で、電話が通じなかったため、「なんという官僚的な対応なのか」と慨嘆しています(同、六六~六七頁)。二月一四日、現地対策本部の責任者である橋本副大臣の直接放送がありました。しかし、「閉じ込められ、不安のなかにいる人々の気持ちがまるでわかっていない。ほんとうに腹立たしかった」と、これを「バレンタインデーの悪夢」と呼んで、厳しく批判しました(同、一三九~一四〇頁)。矢口椛子《やぐちかこ》も、日々感染者が増え続け、救急車で運ばれる状況の中では、「とても隔離が成功していると は思えなかった」と率直な印象を述べています(矢口椛子『ダイヤモンド・プリンセス号に隔離された三〇日間の記録』一四八～一四九頁)。

現地本部で指揮にあたった橋本岳も『新型コロナウイルス感染症と対峙したダイヤモンド・プリンセス号の四週間――現場責任者による検疫対応の記録』を残しています。この文献はその後数多く公表される当事者の記録の一つです。貴重な記録であり、提言ももりこまれています。乗船客の記録とは異なっている内容もあり、物議をかもした岩田健太郎神戸大学教授の船内動画の公開と削除については慎重な物言いで批判しています(同、一〇二頁)。DP号への対策に関しては、検疫の継続によって船内で感染者への対応を進めたことの有効性とともに、厚生労働省や関係省庁と神奈川県や横浜市などの関係の調整も含め、検証が必要です。そのためにも橋本代議士には、政治家としてDP号の対策をめぐる公文書を含む資料や記録を保全し、継承するための仕組みをつくることをお願いします。

日本の緊急事態宣言(第一回)

二〇二〇年二月二七日、安倍晋三首相は全国の小・中、高等学校に対して臨時休校を要請しました。それはあまりに突然でしたが、三月二日、多くの学校が臨時休校に入りました。三月一三日、「新型インフルエンザ等対策特別措置法」の改正法(以下、「改正特措法」)が可決され、翌日施行されて、新型コロナについても首相が緊急事態宣言を発令し、都道府県知事が外出の自粛、学校の休校やイベントの自粛を要請できるようになりました。この経緯は奇妙な印象をまぬがれません。そもそも二〇一二年四月、民主党政権の下で成立した「新型インフルエンザ等対策特別措置法」は、自民党政権の第一次安倍内閣の下で施行されました。この時、厚生労働大臣をつとめていたのは田村憲久(菅義偉内閣の下で、再び厚生労働大臣になりました)で、二〇一三年六月、同法にもとづく行動計画が策定され、政府が「緊急事態」を宣言すれば、都道府県知事が対象地域の住民に不要不急の外出自粛を要請できるとしていました。ところが、二〇二〇年の新型コロナはそれが未知の感染症であるという理由から「特別措置法」の対象とはされず、三月一三日の「改正特措法」の制定が進められたのです。

三月一〇日、新型コロナのパンデミックを行政文書の管理における「歴史的緊急事態」に指定し、関係の会議記録などを保全し、国立公文書館に移管することが閣議で了解されました。保全すべき文書の範囲はかなり広く、発生状況等の情報提供・共有、サーベイランス・情報収集、医療の供給体制の確保等、経済・雇用対策などに及んでいます。この問題は、後にまた触れることにします。三月二四日、安倍首相はＩＯＣのトーマス・バッハ会長と電話で会談し、東京五輪(七月二四日、開幕の予定だった)を一年延期することで合意しました。

これ以後、日本の新型コロナ対策は一気に進むことになりました。四月七日、安倍首相は「改正特措法」にもとづき東京など七都府県に対して緊急事態宣言(第一回)を発令しました。期間は一か月とし、厚生労働省のクラスター対策班に参加し、専門の数理モデルを駆使して新型コロナ対策をリードしていた西浦博(北海道大学大学院教授、当時)が提言した人と人の接触機会を八割抑制するという感染対策を割り引いて、「最低七割、極力八割削減する」ことを要請しました。

日本の新型コロナ対策に大きな影響を与えたのは、官邸と厚生労働省に設置された感染症の専門家組織でした。厚生労働省対策推進本部の諮問機関として設置されたのが「新型コロナウイルス感染症対策アドバイザリーボード」で、そのメンバーの多くは二〇〇九年の新型インフルエンザ対策にあたった専門家でした。また、二月二五日、厚生労働省対策推進本部の下にクラスター対策班が設置され、押谷仁(東北大学大学院教授)と西浦博が中心になりました。その後、官邸の政府対策本部の下に、「新型コロナウイルス感染症対策専門家会議」が設置され、上述のアドバイザリーボードを政府対策本部の下に置き、脇田隆字座長(国立感染症研究所長)、尾身茂副座長(地域医療機能推進機構理事長)、岡部信彦(川崎市健康安全研究所所長)など一二名が構成員となって、対策を助言しました。

三月九日の専門家会議(第六回)で、①クラスターの早期発見・早期対応、②患者の早期診断、重症者への集中治療の充実と医療提供体制の確保、③市民の行動変容、を対策の三本柱とすることになり、感染を抑制するための行動の「自粛」が要請されました。それは法的な規制ではなく、個々人の倫理規範にもとづくもので、同時に「自粛警察」という言葉に象徴される日本社会の同調圧力の強さに依拠したものでした。「自粛」の対象には大人数での会食などが含まれたものの、公共交通機関の運行は通常通りとされました。

小池百合子東京都知事は、四月一三日、休業要請を行う店舗や施設の詳細を公表しました。その対象は非常に広く、遊興施設としてのキャバレーやナイトクラブなどに加え、性風俗店、カラオケボックス、ネットカフェなどを含み、大学や専門学校などの教育機関、ボウリング場やスポーツクラブ、劇場・映画館、博物館や美術館も対象になりました。同時に、要請に応じた店舗などに対して協力金を支給することになりました。四月一六日、安倍首相は、緊急事態宣言を全都道府県に拡大し(期間は五月六日まで)、所得制限を設けずに全国民に一律一〇万円を給付することにしました。

四月一五日、西浦は、「早急に欧米に近い外出制限をしないと爆発的な感染者の急増を防げない、結果としてたくさんの人が亡くなる可能性がある」と発言しました。死者が四〇万人を超える可能性があるというのです(朝日新聞、二〇二〇年四月一六日、朝刊、西浦博・川端裕人『理論疫学者・西浦博の挑戦　新型コロナからいのちを守れ!』一八一頁)。後に、「西浦の乱」と呼ばれることになったこの発言の衝撃は大きく、厳しい批判も巻き起こりましたが、かなり意図的な発言で、これによって、人々の行動規制への動機づけが高まったことは確かでした。

感染初期から問題となっていたのは、ＰＣＲ検査を十分に行うことができなかったことでした。厚生労働省に集められた専門家はクラスター対策を中心とする戦略で、諸外国が進めていた大規模なＰＣＲ検査には否定的でした。政府、特に官邸はＰＣＲ検査の拡充を課題としましたが、実現できませんでした。新型コロナ対策は二〇〇九年の新型インフルエンザ対策を基礎としており、その背景には、二〇世紀後半に進められた感染症対策、特に、結核対策の経験がありました。患者を正確に把握し、対策を進める手法が日本の感染症対策の特徴で、新型コロナ対策もそうした特徴を踏襲したものでした。

緊急事態宣言の下でも必要だったのは、食料品などの買い物でした。幸いなことに、物資は安定的に供給されました。人々は無言で、距離をとってスーパーのレジに並び、その重苦しい雰囲気はこれまで経験したことのないものでした。二〇二〇年前半、音楽会や芝居、舞台などの公演が軒並み中止となりました。大相撲は、三月の春場所が史上初の無観客での開催となり、両国の国技館の七月場所は観客を入れたものの、升席に一人ずつ、マスク着用での観戦でした。東北三大祭り（青森のねぶた祭、仙台の七夕祭り、秋田の竿燈まつり）、山形の花笠まつり、盛岡のさんさ踊り、福島わらじまつりも中止となりました。地元の人々にとって心のよりどころであり、観光産業にとっては大打撃でした。

新型コロナの感染拡大を防ぐため、葬儀や法事を少人数で簡素に行うことが広がりました。亡くなった方へのお見送りができない、という問題が表面化しました。儀式を通じて死を受け入れる時間が持てなくなったのです。教育への影響も広がりました。特に、二〇二〇年度にはほとんどの学校行事が中止になり、入学式や卒業式、遠足や運動会、修学旅行などの活動もほとんどがなくなりました。

二〇二〇年夏の高校野球甲子園大会（第一〇二回全国高校野球選手権大会）も中止になりました。それを取り返すための動きがあります。二〇二三年一一月から一二月、「あの夏を取り戻せ～全国元高校球児野球大会二〇二〇―二〇二三～」が開催されることになりました。これは、元高校球児の大学生が発起人となって準備し、その費用をクラウドファンディングでまかなうというものです（毎日新聞、二〇二三年五月二〇日、朝刊）。

二〇二〇年八月一五日は七五回目の「終戦記念日」でした。保阪正康によれば新型コロナ禍の中、「今後とも、人々の幸せと平和を希求し続けていくことを心から願います」という天皇のメッセージは政治的に解釈されないように配慮したものでした（保阪正康『世代の昭和史』九五頁）。

感染の世界的拡大

中国に端を発した新型コロナは、韓国や日本、そしてヨーロッパに拡がり、まずイタリアやスペインで大きな被害が出ました。二〇二〇年三月一一日、WHOのテドロス事務局長は「パンデミック」を宣言しました。医療面での先進国とみられていた国で新型コロナの感染が拡大し、十分な医療を受けることができないまま亡くなったり、入院ができない医療崩壊が各地で起きました。

米国で最初の新型コロナによる死亡が確認されたのは二月二九日でした。三月一〇日、患者の急増を受け、東海岸のマサチューセッツ州は緊急事態を宣言し、同日、ハーバード大学もキャンパスの閉鎖を宣言しました。三月一二日、マサチューセッツ州は公立学校を閉鎖しました。新型コロナの患者が急増し、医療機器が不足し、医療崩壊が起きると、三月一三日、連邦政府は「国家緊急事態」を宣言しました。

トランプ大統領は、当初、中国の新型コロナ対策を高く評価していました。ところが、感染が拡大し、大統領選挙に影響を与え始めると、Chinese Virusという表現を用い(三月一七日)、中国政府の対応を批判しました。中国外務省の趙立堅副報道局長が、ツイッターでウイルスを武漢に持ち込んだのは米軍だと発言したこともその背景でした(三月一四日)。新型コロナ対策をめぐって米中対立が顕在化しました。米国は、四月一四日、WHOが「中国寄り」だとして、拠出金を停止する措置に踏み切りました。米国は、WHOの約六〇億ドルの予算(予算は二年間で計上される)のうち、五億ドル以上を負担する最大の資金拠出国でした。ちなみに、WHOの二〇一八年から一九年の二年間の予算のうち、米国は最大の約一五%、それに次ぐのがビル・ゲイツと元夫人が設立した財団で約一〇%、英国八%、ドイツ六%、日本三%、中国はわずか〇・二%でした(東京新聞、二〇二〇年四月二五日、夕刊)。

四月末の段階で、米国における感染者は一〇〇万人以上、亡くなった人も約六万人を数えました。米国は州を単位として対策を実施するので一律に論じることはできません。結局のところ、米国の対策を規定していたのは大統領選挙でした。トランプ大統領の共和党政権と野党の民主党との間で、新型コロナ対策をめぐって政策的対立が表面化しました。一〇月初めには、トランプ大統領自身も新型コロナに感染しました。感染の拡大と対策の混迷は、さまざまな場面で米国の社会を分断へと導きました(平体由美『病が分断するアメリカ』)。

二〇二〇年後半、欧米諸国で大きな感染が拡がりました。各国が選択した対策は科学的知見と同時に、医療や公衆衛生の制度や文化に規定されたものでした。多くの国がロックダウンによる厳格な外出規制を実施しました。こうした中で、特徴的な対策を選択したのがスウェーデンで、高齢者への医療的対応を進めながら、ある程度の感染を受忍し、集団免疫の獲得を目指す戦略をとりました。批判も多かったのですが、その後も、一貫して厳しい感染対策をとりませんでした。スウェーデンの選択は、国境を接している周辺諸国への影響は少なくありませんでした。

二〇二〇年の段階で、新型コロナの感染拡大を防ぐことに成功したのは台湾でした。政権を担っていたのが中国と距離をとろうとする民主進歩党の蔡英文総統であったこと、独自の中国情報が豊富だったこともその一因でした。感染症の専門家が政策決定に深く関与し、情報開示を進めながら、ICTを活用した対策を進めました。責任者の一人の陳建仁副総統は、ジョンズ・ホプキンス大学で公衆衛生を学び、二〇〇二年から〇三年のSARS対策の経験を活かして対策を進めました。日本の厚生労働大臣に当たる衛生福利部長の陳時中はもともと歯科医で、新型コロナ対策を策定実行した中央感染症指揮センターの責任者を兼任しました。それに、マスクの安定的な供給を可能にしたアプリの開発で一躍有名になった唐鳳（オードリー・タン）のトライアングルが対策を指揮したのです。台湾でもロックダウンは行われませんでした。しかし、ICTを活用した感染者の把握と管理という点では、中国の対策と共通する部分も少なくありません。政治的民主化が進んだと同時に、台湾の社会制度が戦時体制を内包していることも指摘しておく必要があります。

「自粛」と日本モデル――緊急事態宣言（第一回）の解除

新型コロナの感染がピークアウトすると、二〇二〇年五月中旬、緊急事態宣言(第一回)が段階的に解除されました。五月一四日、三九県の宣言が解除され、同二一日、大阪、兵庫、京都も解除、そして同二五日、東京、神奈川、千葉、埼玉と北海道も解除され、緊急事態宣言は全面解除となりました。新型コロナ対策の内実については、専門家組織の位置づけ、地方自治体が独自に類似の宣言を行ったこと、休業補償をめぐる問題など、法制度に関わる論点も少なくありません(大林啓吾「法制度の憲法問題——新型コロナウイルスのケースを素材にして」)。

政府と専門家組織の緊張関係も表面化しました。六月二四日、専門家会議の脇田隆字座長、尾身茂副座長、岡部信彦の三人が登壇し、日本記者クラブで会見を行いました。その内容は、対策の選択は政府の責任においてこれを行い、仮に、専門家組織の意見と異なった対策を選択するのであれば、専門家組織を隠れ蓑にするのではなくその理由を説明してほしいと指摘するものでした。それは、政府が進めてきた対策への疑義を含むものであったため、厚生労働省が発表に難色を示し、同省内で会見を行うことができず、日本記者クラブでの会見を利用して、意見の表明が行われました(河合香織『分水嶺——ドキュメント コロナ対策専門家会議』一九三頁)。

政府と専門家の関係を象徴していたのが、記者会見の際に朝日新聞の記者が質問に立ち、新型コロナウイルス感染症対策担当大臣を兼任していた西村康稔経済再生担当大臣がほぼ同時刻に記者会見を行い(六月二四日)、専門家会議を廃止し、新たな組織を立ち上げる意向を示したが、それを承知しているかと尋ねた場面でした。尾身は「私はそれを知りませんでした」と答えたのです。二〇二三年九月に刊行された尾身茂『一一〇〇日間の葛藤』では、「もちろん専門家会議が廃止されることは知っていたが、西村大臣が私たちと同じ日に会見を開いたことに驚いた」（九二頁）とたんたんと述べていることから逆にその想いが伝わってきます。

組織再編の経緯に関して、アジア・パシフィック・イニシアティブ『新型コロナ対応・民間臨時調査会　調査・検証報告書』は、インタビューに答えた西村担当大臣の「……ちょっと私の言い方が悪かったところもあって、誤解を招いてしまった」（三三五頁、インタビューは二〇二〇年九月二五日）という発言を載せています。民間臨調報告書は、専門家会議廃止をめぐるこの事件に関して、西村大臣の発言を追認するにとどまっています。なお、当事者本の一つである西村康稔『コロナとの死闘』はこの経緯をほとんど説明していません。歴史学の分析では、書かれていないことは何か、という発想を持つことが大切だと痛感します。

専門家会議は二〇二〇年七月三日に廃止され、新型インフルエンザ等対策閣僚会議に設置された「新型インフルエンザ等対策有識者会議」の下で「新型コロナウイルス感染症対策分科会」となり、その会長には尾身が就任しました。同時に、厚生労働省の「新型コロナウイルス感染症対策アドバイザリーボード」の活動が再開しました。その後も官邸（政治）と専門家集団（科学）との齟齬《そご》がしばしば表面化しました（牧原出／坂上博『きしむ政治と科学　コロナ禍、尾身茂氏との対話』)。すでに触れたように、日本の新型コロナ対策は諸外国が行ったロックダウンを実施せず、緊急事態宣言の下で、国民の倫理的な規範意識に期待してウイルスとの接触の機会を減らし、他方、クラスター対策を進め、重症化した患者の治療を行うことを基本としていました。オクスフォード大学教授の苅谷《かりや》剛彦《たけひこ》は、「自粛」という道徳領域での行動変容の要請は政府の責任を曖昧化させたと指摘しました(苅谷剛彦「自粛という言葉に違和感」)。「自粛」による行動の実質的制限を「ソフト・ロックダウン」と呼ぶことも少なくありません。しかし、この表現は国民の行動を規制する権能をもつ政府の責任を曖昧にしかねず、違和感があります。多くのインタビューによって日本の近現代史を再構成してきたノンフィクション作家の保阪正康は、「自粛」を中心とした対策について、政治指導者が戦略や戦術を持っていない、出たとこ勝負をしているとしながら、「本来、営業自粛を要請する場合は、条件を付けないといけない。自粛なら、保障はどうするのかがセットになる。それをなしに要請するのは、問題を国民に丸投げしているということにしかならない」と批判しました(保阪正康「戦略なき対策の行方は」四四頁)。

「自粛」を外国語、例えば英語で説明することは容易ではありません。self-restraint などが訳語として使われましたが、「自制」と区別がつきません。「自粛」と「自制」はニュアンスがだいぶ異なります。また、「自粛」という漢字表記にもかかわらず、中国語でも説明できないことが早い段階で指摘されていました(小島毅「建康で人々を自粛させた高僧」)。

二〇二〇年六月四日、麻生太郎財務大臣(副首相)は、日本が新型コロナの感染抑制に成功している要因を「民度の高さ」によるものだと発言しました。「民度の高さ」は、higher cultural levelと英訳されました。人々が倫理規範にもとづき、行動を「自粛」したことは事実ですが、同時に、「同調圧力」による社会的な強制の面があったことも否めません。「同調圧力」は、peer pressureと英訳されることがあります。しかし、そのうっとおしさや息苦しさがうまく伝わりません(鴻上尚史・佐藤直樹『同調圧力』)。外国人に説明するときに私が使っているのは、次のようなものです。「東京で電車に乗ってみてください。ドアが閉まる時に、「駆け込み乗車は、危険なだけではなく、遅れの原因となって、他の乗客に迷惑をかけるのでやめてください」というアナウンスが流れます。他の乗客に迷惑をかけるから駆け込み乗車はやめてください、という表現は日本社会のもつある種の空気を示しています」。「日本モデル」のもう一つの姿は、「同調圧力」という法律にもとづかない規範意識=文化によって行動を抑制する対策でした。国際的にはきわめて少数派で、「自粛警察」とよばれる相互監視を生みました。それは法律にもとづかないために、むしろ厳しい対策でもあり、人々に目に見えない負担をかけるものでした。

新型コロナと福祉国家

新型コロナのために世界は経済的危機に直面しました。各国はさまざまな経済対策を進め、その影響を抑制しようとしました。危機の内実は二〇〇八年のリーマン・ショックとは全く異なっていました。パンデミックの中で、パソコンやIT機器は売れ、製造業は比較的堅調でした。しかし、飲食や宿泊などのサービス産業への影響は甚大で、二極化が鮮明になりました。「コロナ倒産」も少なくありませんでした。飲食業では家賃の支払いなどの「固定費」の負担に耐えられなくなったことがその要因でした。

二〇二〇年四月初め、安倍首相は収入が大きく減少した世帯を対象として特別定額給付金三〇万円の給付を表明しました。その後、全住民および在留外国人などを含め、一人当たり一律一〇万円の給付に変更され、実施されました。これは、総額約一二兆円という巨額の対策です。はたして一律に給付を行うことが効果的だったのかどうか、疑問が残ります。また、路上生活者などの住民登録のない人は対象外でした。給付金の支給では、諸外国がデジタル化された制度を構築していたのに対して、依然として紙ベースでの対応で、デジタル化の遅れが顕在化しました。子育て世帯への給付金、国民健康保険料や介護保険料の減免、電気・ガス・水道料金の支払い猶予などの家計支援と持続化給付金(当初、収入半減の中小企業に最大二〇〇万円、個人事業主に一〇〇万円を支給)、雇用調整助成金の特例措置(休業要請に応じた中小企業に休業手当てを全額保証、上限日額一万五〇〇〇円)、衛生環境激変対策特別貸付制度の拡充(売り上げが一〇%以上減少した旅館や飲食店などへの融資枠、旅館業に関しては三〇〇〇万円、飲食店営業および喫茶店営業は一〇〇〇万円を別枠で手当て)、法人税や消費税、自動車税の納税猶予などが進められました。さまざまな経済対策によって、淘汰されるべき企業が生き残ることもありました。

二〇二〇年後半に、日本でも五〇万人が職を失い、貧困や格差が顕在化しました。困窮者対策は、従来からの制度である、①生活費の貸付(緊急小口資金:一時金として最大二〇万円を借りることができる、総合支援資金:単身者は月最大一五万円、二人以上の世帯は月最大二〇万円を三か月借りることができる、無利子)、②家賃補助(家賃相当額を九か月まで受け取れる、返済不要)、③生活保護(自治体の福祉事務所で申請する、資産などの調査がある)を活用・拡大したものでした。しかし、二〇二〇年一一月一六日の未明、衝撃的な事件が起きました。東京都渋谷区幡谷のバス停のベンチで、路上生活者の女性(六四歳)が近所の男性に頭を殴られ死亡したのです。コロナ禍によって失職し、四月ごろからベンチで夜を明かすようになっていたらしく、亡くなった時の所持金は八円でした。

二〇二〇年後半の新型コロナ対策を象徴するのは、七月二二日から始まった「Go To トラベル」でした。景気浮揚策として、旅行代金の三五%を割り引き、旅先のみやげ物店や飲食店で利用可能なクーポンを一五%分付与するという制度です。当初は東京を除外しましたが、一〇月一日から東京も加わりました。パンデミックの前には、インバウンドと呼ばれるようになった外国人観光客が多数日本を訪問し、おみやげなどをたくさん購入することが普通になっていました。「爆買い」という言葉も使われました。それがまったく止まってしまったことは、旅行業界にとって死活問題でした。「Go To トラベル」は、内需でそれを補おうとする対策でした。感染対策の基本はもともとウイルスとの接触の回避だったのだから、二〇二〇年後半には「通算すればむしろ(旅行の)需要を減少させていたのではないか」という批判もありました(原田泰『コロナ政策の費用対効果』)。結局、新型コロナの感染の再燃のなかで、「Go To トラベル」は、一二月二八日から全国一斉に停止になりました。

補正予算も含めれば、二〇二〇年度に七七兆円もの関係予算が組まれました。ただし、二〇兆円が使い残され、実際には五七兆円が振り向けられました。新型コロナのパンデミックの中で、大幅な財政赤字を膨大な国債によって補い、それを日本銀行が事実上ファイナンスする構造がより顕著になりました。感染症対策が国債発行への警戒感を大幅に緩めてしまったのです。

二〇二一年、再度の緊急事態宣言

二〇二〇年末になると、再び新型コロナの感染拡大が顕著になりました。北海道旭川市では医療体制が逼迫《ひっぱく》し、知事の「災害派遣」要請にもとづき、陸上自衛隊の看護官ら一〇人が一二月八日からクラスターの発生した吉田病院や北海道療育園(障がい者施設)で支援を開始しました。

二〇二一年一月八日、東京、神奈川、埼玉、千葉の一都三県を対象とする二回目の緊急事態宣言が発令されました。飲食店を対象に午後八時までの営業時間の短縮、酒類の提供は午前一一時から午後七時までとすることが要請され、従わない場合には店名を公表することになりました。他方、要請に従った飲食店に支払う協力金の上限が一日当たり六万円に拡充されました。三月二一日、緊急事態宣言はいったん解除されましたが、四月二五日から、東京、京都、大阪、兵庫を対象として三回目の緊急事態宣言が発令されました。その後、前述のように九月三〇日まで、期間延長と対象区域の変更がくり返されました。

二〇二一年二月三日、「改正特措法」と感染症法の改正法が成立しました。「改正特措法」の再改正の要点は、要請・指示にとどまっていた営業時間の短縮などの命令を可能にし、従わない事業者への過料を定めたことです。入院措置を拒否したり、保健所の調査を拒否した人への過料も定めました。改正の眼目の一つは、緊急事態宣言が解除されても感染状況を示す数値が高く、再拡大の恐れがある場合に「まん延防止等重点措置」(まん防)を実施するとしたことでした。緊急事態宣言を出していない時にも飲食店の営業時間の短縮などを命令できるようにしました。それは、緊急事態宣言の下で東京五輪・パラリンピックを開催することへの批判を回避するためでした。

二〇二一年には、緊急事態宣言などがずっと出されていた地域とそうではない地域がはっきりと分かれました。人口が集中している都市部とそうではない地域との差が歴然とし、都市部が他の地域に負荷をかける状況になりました。このことは、リモートワークなどの就業スタイルとともに、新型コロナのパンデミックが日本列島における人口配置や土地活用のあり方を考え直すきっかけを提供していたとみることができます。

学校のデジタル化が進展しました。ＧＩＧＡスクール構想によって、全国の小中学校で、二〇二一年度末までに一人一台のデジタル端末が配備されました。自宅と教室を結ぶオンライン授業が一気に普及しました。それを支えたのは、教材の開発や円滑な運営につとめた現場の先生方でした。一例のみ紹介すると、声を出して歌うことさえも制限される中で、音楽の授業をどうするかは大きな困難がともないました。オンラインで音楽の授業が可能なのか、あるいは対面でも合唱や楽器の演奏をどうしたらよいか、という問題です。現場の先生方は、ガイドラインをつくって、さまざまな工夫を進めました（湯澤卓（新潟県上越市立春日小学校）「コロナ禍における音楽の授業実施のためのガイドラインと授業の実際」）。

二〇二一年五月一日、大阪で重症患者数が病床数を上回り、患者の搬送先が見つからない医療崩壊が発生しました。大阪は二回目の緊急事態宣言が解除されると、重症病床を減らしました。感染が再拡大すると、病院に病床確保を要請しましたが、一般医療の病床をコロナ専用に戻すのは容易ではありません。感染拡大のスピードや量もけた違いで、コロナ対応の拠点病院でも人工呼吸器を使うことができない重症患者が出て、治療のための優先順位を選択するトリアージが現実のものとなりました。

世界に目を向けると、二〇二一年三月、イタリア、ドイツ、フランスは変異株の猛威によって「第三波」に直面していました。イタリア政府は、三月中旬ほぼ全域でのロックダウンを行いました。他方、英国ではワクチン接種が進み(三月中旬までに人口の三五%が一回目を接種)、感染の増加が抑制され、部分的に学校も再開しました。

インドでも感染拡大がめだっていました。四月末に一日当たりの新規感染者が三〇万人を超え、医療用酸素が不足し、病床不足によって医療崩壊が現実となりました。デルタ株へのウイルスの変異によって感染力が強くなったこと、三月中旬のヒンドゥー教の大祭のために人が集まる機会が増えたことなどが原因とされ、ニューデリーなどで外出禁止令が出される事態になりました。

東京五輪・パラリンピック

一年延期となっていた東京五輪・パラリンピックが二〇二一年七月下旬から九月初めまで開

催されました。この時期には、緊急事態宣言が出されており、感染は深刻で一部の地域では医療崩壊が起こり、多くの患者が入院できず、医療を受けられないまま亡くなる方もでました。

新型コロナのパンデミックの中で開催された東京五輪・パラリンピックをどのように歴史の中に位置づけるかをめぐっては、今こそていねいな議論が必要です。石原慎太郎都知事の招致表明(二〇〇五年)とその失敗(二〇〇九年)、安倍首相の福島アンダーコントロール発言(二〇一三年)などの東京開催となるまでの経緯、開催地決定後のどたばた、新国立競技場のコンペやり直し、エンブレムの盗用疑惑、JOC不正献金疑惑など問題山積でした。また、延期後にも役員辞任の連続など、いろいろなことがありました。東京五輪・パラリンピック実行委員会が解散した後にも、不正金銭授受、AOKI、KADOKAWAをめぐる金銭問題など、とても書ききれません。そうした問題のいくつかは、新型コロナのパンデミックがなければ表面化しなかったのかもしれません。

五輪開催の強行は、感染対策を支えてきた医療等に大きな負荷を与えました。冷静に考えてみれば、開催は無理筋でした。バルセロナ五輪で銀メダル、アトランタ五輪で銅メダルを獲得した女子マラソンのアスリート有森裕子は、五輪開催に向けての動きに違和感を抱き、岡山市での聖火リレーのランナーを辞退しました。五輪が社会とかけ離れたものだったと明確に意見を述べ、「もちろん開催してよかったと評価する人たちはいるでしょう。全くもって何の評価もなかったとは思っていません。でも二〇二一年夏の大会は〝五輪〟というより、強行した競技会だったと感じています。「本来の理念ある五輪ではなかったのでは？」と私は思ってしまうのです」と池上彰との対談の中で述べています(毎日新聞、二〇二三年五月二八日、朝刊)。

ワクチン接種の開始

二〇二一年になると、新型コロナの研究が進み、患者の咳やくしゃみ、飛沫だけでなくもっと小さなエアロゾルが飛び散り、かなりの時間空気中にとどまって、感染が拡がることがわかってきました。これは、それまでの対策に根本的な修正を迫るものでした。

二〇二一年半ば、日本でもワクチンの接種がようやく本格化しました。接種によって感染を抑制し、緊急事態宣言を解除した段階で五輪やパラリンピックを開催したいというのが実行委員会や政府の考え方でした。しかし、ワクチンの供給が遅れ、その接種を円滑に進めるために一定の時間を要したため、東京五輪・パラリンピックとワクチンの接種が同時に進行するという事態になりました。

ワクチン接種を急ぐため、大きなお金が動きました。医療機関への補助金もその一つで、一回当たりの費用は二〇七〇円、これに時間外は七三〇円、休日は二一三〇円を追加し、接種回数の多い病院に一日一〇万円を支払う制度もつくられました。こうした資金提供によって、医療機関の中には赤字から黒字へと転換したところもありました。医療機関向けの財政支出は約一七兆円にのぼり、病床確保のための交付金として七・六兆円、ワクチンの確保と接種のための経費として四・七兆円、治療薬の確保に一・三兆円、ワクチンの開発などに一・三兆円が投入されました。二〇二三年になると、会計検査院によって使途についての検証が進み、病床確保のための補助金を受け取りながら（一日一床あたり最大約四三万円）、看護師の不足などを理由に患者を受け入れなかった機関があったことも指摘されています。

保健所という現場

新型コロナのパンデミックの中で、コロナ患者を受け入れた病院とともに、対策の最前線に位置したのは保健所でした。第二章で取り上げる天然痘などの感染症対策で大きな役割を果たしてきた機関で、一九三〇年代に設立されました。その背景の一つは、戦時体制の下で健康で体格のすぐれた兵士を安定的に確保するための「健兵」政策としての地域保健の整備でした。第二次世界大戦後のGHQによる制度改変の下でも地域保健の中核的役割を担い、感染症の抑制や母子保健などで大きな役割をはたしました。しかし、多くの感染症が抑制され、死因が生活習慣病へと変化すると（疾病構造の転換）、行財政改革や平成の自治体大合併の下で組織の再編統合と人員の縮小が進められました。国立社会保障・人口問題研究所が公表している社会保障統計年報データベースの「保健所数及び保健所職員総数」(第二〇〇表)によると、保健所数は都道府県立、政令市、特別市の合計で八四五(一九九六年)→五三五(二〇〇六年)→四八〇(二〇一六年)と減少し、医師や保健師、看護師、検査技師などからなる職員総数も、同年次に、三万三六九八人→二万七七五〇人→二万八一五九人と減少から横ばいで推移し、そのうち、検査技師は、一三八六人→一〇六六人→七四六人とおよそ半分に減少していました。

二〇二一年八月から二〇二三年一月の第五波から第八波の間に、約二八〇〇人が自宅で亡くなっています(毎日新聞、二〇二三年七月一日、朝刊)。二〇二三年になって、二〇二一年八月に亡くなった男性(五七歳)の死亡原因が、東京都板橋区保健所が本来入院させるべきところを、パルスオキシメーターの不具合の可能性があるとして、入院させる判断をしなかった注意義務違反にあるとして、区を相手とする損害賠償訴訟が起こされました。自宅療養死をめぐる問題です。

保健所は弱体化しており、新型コロナのような感染症の大規模な流行に対しては脆弱で、新型コロナ対策を担う現場が疲弊し、対策が不十分になったことも否めません(関なおみ『保健所の「コロナ戦記」 TOKYO2020―2021』)。新型コロナ対策の最前線に位置した保健所の資料や記録の整理・保存を通じて対応の検証に備えることが必要です。そのためには、公衆衛生関係の学会や大学がそれに協力する必要があります。

オミクロン株の出現

二〇二一年一一月、南アフリカでオミクロン株が発見されました。各国の対応は割れました。年末にかけて、英国では一日当たりの新規感染者が一〇万人を超えたにもかかわらず、クリスマスを控えていることもあって、政府は規制の強化に消極的でした。一方、オランダは再びロックダウンを選択し、スーパーや薬局などを除き大半の商店の店舗営業を禁止しました。韓国もウイズコロナ対策をいったん転換し、再び厳しい規制に踏み切りました。その後、ワクチン接種が進んだ欧米諸国は、規制の緩和、撤廃に舵を切りました。オミクロン株は重症化の可能性が低いこと、また感染力がたいへん強いので、感染自体の抑制は困難だったからです。こうした変異は、ウイルスにとっては、長期にわたって緩やかな感染を維持し、存続をはかる生き残り戦略でした。そして、オミクロン株の出現によって、パンデミックは起承転結の「転」の時期を迎えました。

オミクロン株の登場をうけて、日本も再び規制を強化し、航空会社に日本到着の国際線の新規予約を停止するよう求め、水際対策を強化しました。しかし、その特性が明らかになると、再び、規制の緩和に舵を切りました。

新型コロナの二〇二二年

二〇二二年二月二四日、ロシア軍がウクライナに侵攻すると、世界の関心は新型コロナのパンデミックからウクライナとロシアの戦争に移りました。そうした中で、スウェーデンは、四月一日、新型コロナウイルスを公衆衛生に対する脅威および社会に対する危険とは見做さないこととしました。これは、事実上の「収束」宣言で、世界は本格的にポスト・コロナ社会を模索しはじめました。

ロックダウンをたびたび行い、ゼロコロナ対策によって感染を抑え込んできた中国も、二〇二二年になるとオミクロン株の感染拡大を抑制することが難しくなりました。しかし、上海などの大都市でロックダウンを実施しました。三月二八日、上海市がロックダウンを開始したのは、その前日に約三五〇〇人の市中感染が確認されたからでした。市域を東西二地域に分割し、全住民約二五〇〇万人に対してPCR検査を順次実施し、陽性者を隔離しました（毎日新聞、二〇二二年三月二九日、朝刊）。二〇二二年だけでも、この他に、吉林省（三月）、海南省（八月）、河南省（一〇月）などで、大規模なロックダウンが実施されました。正確な数ははっきりしないのですが、二〇二二年五月初め、中国では約三億人が厳格な行動規制の下に置かれていました。人々の不満が高まり、内外から批判が集まりました。しかし、習近平総書記は、五月六日の中国共産党政治局常務委員会でもゼロコロナ対策の必要性を強調しました。

一〇月の共産党大会の前後、北京では、七二時間に一回のＰＣＲ検査が事実上の義務になっていました。さまざまな施設などへの立ち入りにそれが義務化され、感染が確認されればただちに隔離されました。そのためプール検査と呼ばれる検体をまとめて検査する方法がとられました。しかし、あまりに厳格な検査が求められたため、「手抜き」も多く、「上有政策、下有対策（上に政策あれば、下に対策あり）」という中国の有名な言葉どおりの状況も生まれていました（東京新聞、二〇二二年一〇月一九日、朝刊）。中国銀行系の研究機関の試算では、九億人を対象として三日に一度ＰＣＲ検査を実施すると、年間一〇〇〇億ドル（日本円で、約一四兆円）かかるとされていました（*The New York Times International Edition*, 2022, October 14）。

共産党大会直前の一〇月一三日、北京市内の陸橋に「独裁国賊習近平を罷免せよ」、「ＰＣＲ検査はいらない、食べ物がほしい。封鎖はいらない自由が欲しい」という横断幕が掲げられました。掲げた男性は拘束され、陸橋の画像がネット上に拡散しましたが、削除されました（東京新聞、二〇二二年一〇月一六日、朝刊）。

世界がウイズコロナを選択する中で、中国はかたくなにゼロコロナ対策を維持しました。多くの人々が共産党大会以後に対策が緩和されることを期待しましたが、そうはなりませんでした。一一月二六日、南京市の大学生が、ウルムチ市で発生した火災の被害者はゼロコロナ対策のため救助が遅れたからだとして、その追悼のために、「白紙」を掲げて集まりました。同じく「白紙」を掲げる運動が中国の各地、香港や東京で起きました。「白紙」に自由な意見を表明できない言論統制への批判を込めたのです。

習近平再任への批判が表面化する中で、一二月初め、中国は突然ウイズコロナへと対策を転換しました。これは、一定の感染を受忍するもので、対策の転換と春節にともなう帰省ラッシュなどの人の移動の活性化のため、感染爆発が懸念されました。感染爆発が起きたことは確かで、当局は一二月初めから一月初めまでの約一か月で新たに約六万人が新型コロナで亡くなったと発表しました。しかし、これは病院など医療機関の数字で、自宅などでの死者は含まれておらず、二〇二二年末から二三年初めの感染の実態は依然として不明です。二〇二二年一〇月から一二月までの火葬遺体数も公表されていません。

二〇二三年三月初め、全国人民代表大会(国会に相当しますが、実際のさまざまな政策を決定するのは中国共産党の大会)が開催されました。李克強首相は、この時、新型コロナへの「勝利宣言」を行いました。新型コロナの起源をめぐって米中の間で対立が続きました。武漢の研究所からの偶発的な流出が原因だとする見解を、例えば、米国連邦捜査局(FBI)長官などが述べていて、中国はこれに強く反発しています。こうした中で、中国の疾病予防管理センター(CDC)の研究チームは、英国の名門科学雑誌『ネイチャー』に武漢市の「武漢華南海鮮卸売市場」で流行初期に採取していた検体の分析結果を発表し、宿主となりうる動物の存在を認めつつも、その感染を証明できなかったとしました。他方、店舗や下水道から検出した検体から新型コロナを検出したとして、感染した人や冷凍食品などによってウイルスが持ち込まれた可能性を否定できないとしました。これは、武漢以外の起源である可能性を示唆したものです(毎日新聞、二〇二二年五月四日、朝刊)。

ワクチンの光と影

ｍＲＮＡワクチンに象徴される技術革新によって、従来では考えられない速度で、新型コロナウイルスのワクチンが開発され、二〇二〇年末から実際に接種が始まりました。二〇二一年夏になると、日本でもワクチン接種が急速に進展し、感染拡大が抑えられるようになったのは上述の通りです。ワクチン開発に成功した国とそうでない国、購入が容易な「持てる国」と「持たざる国」の格差が拡がりました。中国は、従来からの技術によってワクチンを開発し、国民に接種するとともに、ワクチン外交を進め、パキスタンを皮切りに、二〇二一年二月初めの段階で、アジア、アフリカ、中東のおよそ五〇か国に無償援助を行いました(読売新聞オンライン、二〇二一年二月九日)。

日本製ワクチンが世界中で利用される可能性もあったのです。国立研究開発法人医薬基盤・健康・栄養研究所のワクチン・アジュバント研究センター長をつとめていた石井健(現在は東京大学医科学研究所教授)は、日本の製薬メーカーである第一三共とmRNAワクチンの共同開発を行っていました。二〇一五年から一七年のことです。ところが、二〇一八年度の研究資金の交付を厚生労働省が認めず、第一三共はAMED(国立研究開発法人日本医療研究会開発機構)から研究資金を獲得できたものの、石井は研究から撤退し、mRNAワクチンの開発研究は二〇一八年に凍結されました。

日本のワクチン開発は遅れ、5類移行の段階でも実用化できませんでした。こうした中で、二〇二三年夏になって、第一三共が開発した国産ワクチンが、厚生労働省の専門部会で承認されました。はじめての国産ワクチンということになります。mRNAワクチンで、こうした研究や治験が蓄積されることは今後のワクチン開発に寄与するとはいえ、二〇二〇年に流行した武漢株に対応するワクチンで、ウイルスが変異しているため追加接種には使用されませんでした(毎日新聞、二〇二三年八月一日、朝刊)。

その後、第一三共は変異株に対応したmRNAワクチンを開発し、一一月末の厚生労働省専門家部会で承認されれば、一二月初めから使用されますが、一四〇万回にとどまる見込みです(朝日新聞、二〇二三年一一月一八日、朝刊)。

国内生産ができなかったため、日本はファイザー、モデルナ、ノババックス(いずれも米国)、アストラゼネカ(英国)各社からワクチンを調達しました。国はワクチンの購入単価を公表していませんが（メーカーとの間に秘密保持契約があるため）、財務省が公表している購入予算額（約二兆四〇〇〇億円）を契約総数（約九億回）で割ると、およそ二七〇〇円が一回分の単価と推測できます。未知の感染症に対する新しいワクチンの安定的な供給は政府の役割だといえるでしょう。しかし、その検証も必要です。また、二〇二三年二月末までに、有効期限が切れて約八〇〇〇万回分のワクチン（契約数の九％、二二〇〇億円相当）が廃棄されました。

ワクチンの影の部分の一つが副反応で、二〇二二年九月初め、新型コロナの各種ワクチンの一回目から四回目の総接種回数が三億回を超える中で、副反応疑いとして厚生労働省に報告された有害事例は約三万件にのぼりました。死亡例も少なくなく、ファイザー製ワクチンでは一六六八件（一〇〇万回あたり七件）、モデルナ製ワクチンでは一八四件（同二・四件）、アストラゼネカ製ワクチンでは一件（同八・五件）、武田／ノババックス製ワクチンでは一件（同五件）の計一八五四件にのぼりました。これは、季節性インフルエンザの副反応疑い死の約一〇〇倍でした。その一部は「予防接種健康被害救済制度」の対象になりましたが、認定までの手続きが複雑で時間を要するため、その実態は十分にわかっていません（山岡淳一郎『ルポ　副反応疑い死――ワクチン政策と薬害を問いなおす』）。

ＷＨＯの新型コロナワクチンをめぐる考え方も変化しています。二〇二三年三月末、ワクチンの接種指針を改定し、高齢者や既往症のあるリスクの高い人を中心に、六から一二か月ごとの定期接種を奨励するようになりました。そうした中で、ワクチン接種を行ったことによって、多数が亡くなっているという批判もあります。ワクチン開発、接種行政、副反応はじめ、今こそワクチン政策全般への検証が必要です。

新型コロナの衝撃

ＳＡＲＳ‐ＣｏＶ‐２というコロナウイルス自体は新しいものでした。二〇二〇年のパンデミックの初期には症状や死亡率も不明で、治療薬やワクチンもありませんでした。そのため、対策は古典的なものにならざるをえず、ウイルスとの接触をできるだけ減らすこと、その間に、治療薬やワクチンを開発し、感染や死亡を減らし、影響を最小限に抑える戦略が選択されたことはすでに述べました。

水際対策として厳しい入国規制が行われ、外国との交流がとだえ、外国人の入国が激減したことは、日本の直面する課題を可視化させました。新型コロナのパンデミック以前には、インバウンドと呼ばれるようになった外国人観光客が日本を訪れ、旺盛な購買力が日本の経済を下支えしていました。ところが、二〇二〇年には外国人の入国はほとんどできなくなりました。少子高齢化の中で人手不足が深刻な労働現場を多くの外国人が担っていました。こうした「外国人材」も入国できなくなり、逆に日本にいた外国人は帰国できなくなりました。

新型コロナは、正規雇用と非正規雇用、男女の性差、年齢による格差などを明るみに出しました。新型コロナ自体が問題だったというよりも、もともと問題があったものが、顕在化し、可視化されたのです。

会計検査院の集計では、二〇一九年から二一年の三年間に新型コロナ対策のために約九四兆五〇〇〇億円が計上されました。日本の一年分の国家予算にほぼ相当する金額です。実際に使用されたのは八割の約七六兆円でした。その費用対効果も問題であり、また、多くの事業で不正受給や不適切な支出があったことが指摘されています。例えば、業績が悪化しても従業員を休業させて雇用を守るための「雇用調整助成金」では、約二五〇億円の不正受給が確認されています。ワクチン接種の業務委託では、大手旅行会社の近畿日本ツーリストの支店長が、東大阪市から委託されたワクチン接種のコールセンターのオペレーターの人数を水増しして業務委託費を請求し、約六億円を詐欺した容疑で逮捕されました。コロナ患者を受け入れるための病床を確保した医療機関への補助でも、二〇二〇年度の抽出調査によって、五五億円が過大に受給されていたことが確認されています（朝日新聞、二〇二三年七月一四日、朝刊）。「Go To トラベル」の給付金の不正な受給も摘発されています。これは、ホテルに宿泊したように装って観光庁に給付金を不正に請求したというものです（毎日新聞、二〇二三年六月二二日、朝刊）。

新型コロナ対策は政府の役割を肥大化させるものでした。しかし、財政規律の緩んでいたところにパンデミックが起こり、タガがはずれ、膨大な資金がバラまかれました。その支出が効果的なものだったのか、支出の方法が適切だったのか、はまさに検証の課題です。

コロナ文学の可能性

新型コロナのパンデミックの間にさまざまな文学作品が書かれました。日常生活の様子を歌った短歌、俳句、川柳が数多く新聞などに掲載されました。また、SNSへの投稿がさかんになったのも新型コロナのパンデミックの特徴でした。歌集『前線』で「咽頭をぐいと拭った綿棒に百万人の死の炎《ほむら》見ゆ」と詠んだ一九八六年生まれの救急専門医である犬養楓《いぬかいかえで》の小説『トリアージ』の山場は、医師である主人公が新型コロナの患者を見送る場面で、犬養自身を連想させる医師が患者の死に向き合う姿を描いています。トリアージという言葉を聞く機会が増え、それが生死を選別される患者と選別する役割を担わなければならない医師がいてはじめて成立することを実感しました。

夏川草介《なつかわそうすけ》『臨床の砦』も医師の書いた小説です。私が手にしたのは加筆改稿された文庫版で、コロナのパンデミックの実情を示す印象的な表現が随所にあります。夏川は文庫版の「あとがき」の中で、「その内容に嘘はない。私が実際に目にし、経験した事実に基づいている」（二五八頁）と書いています。主人公の敷島医師は夏川を彷彿とさせます。ある患者の死、娘さんも感染しホテルに隔離される中で、「そうこうしているうちに父親は死亡し、後日ようやくホテル療養から解放された娘が目にしたのはすでに遺骨になった父であった」(同、一八七頁)、亡くなる前にオンライン面会がかない「わずか五分の面会に、娘も夫も涙をこぼし、感情の起伏が乏しくなっていた敷島でさえ心が揺らいだほどであった」(同、一九四頁)という心を動かされる記述があります。

最も印象的なのは、院内での看護師の感染をめぐる議論の中で、敷島医師が「原因は、看護師の不注意や、気の緩みにあるのではなく、感染対策さえ十分に履行できないほどの激務を現場に強いた我々にあると思います」(同、二一六頁)と発言する場面です。何度か入院し手術を受けた経験からすると、病棟における医師と看護師の関係では、患者への措置において明らかな上下関係があり、医師にはより大きな責任があります。医師自身がこの言葉を使うことの意味は小さくありません。

夏川は、後に発表した『レッドゾーン』(一部は『STORY BOX』二〇二二年一月・三月号、その他は書き下ろし)の中で、レッドゾーン、パンデミック、ロックダウンというよく耳にしたカタカナ語を表題に用いながら、第一波の状況を描きました。この小説は、横浜港にダイヤモンド・プリンセス号が入港し、船内で新型コロナ患者が続出し、そうした患者を主人公の医師たちが勤務する長野県の信濃山病院(架空の名称)で受け入れた時期の様子を描いたものです。

医師としての夏川にとって正体不明のウイルスに震えた第一波が最も苦しかった時期でした。地方の病院が未知の感染症の患者を受け入れることは不可能だと思っている日進医師、家族の反対の中でもコロナ患者の診療にあたる敷島医師などの苦悩を描いています。周辺の医療機関が新型コロナの患者を受け入れない中で、感染症病床を増やすことを要請された信濃山病院の苦渋の決断、医師や看護師たちの努力が主題です。

『レッドゾーン』で印象的なのは、「沈黙の壁」という言葉です。これは患者のプライバシーを守り、病院の風評被害を防ぐために、患者の情報がほとんど公開されなかったことを示す言葉です。医療機関でさえも、コロナ診療の実態が全く見えなくなってしまい、結果として、医療体制が脆弱化したことを意味しています。そんな中でも、敷島医師は幼い娘からの「コロナの人、助けてあげなくていいの？」という言葉に勇気づけられながら診療を継続します。アルベール・カミュの『ペスト』の一節、「ペストと戦う唯一の方法は誠実さということ」を引いて、診療が続けられます。

コロナ文学の行間から、三年間の新型コロナのパンデミックの中で日常的に起きていたであろうことがらが伝わってきます。新型コロナのパンデミックを戦争になぞらえることにためらいを感じながらも、大岡昇平の『俘虜記』や『レイテ戦記』が戦争文学としてのフィクション性ゆえに、起こったであろうことを読者に伝えられたのと似ていると思いました。

ポスト・コロナの時代

二〇二〇年以来の新型コロナのパンデミックの推移を日本を中心に見てきました。初期においてはウイルスの性格や病状も不明で、死亡率もかなり高く、各国とも強硬な対策を選択しました。日本の対策は例外的でした。世界がこの病気に震えながら、ワクチンを開発し、接種を進める中で、ウイルスの側も変異を繰り返し、次第に病原性が低下していきました。ウイルスの変異に応じて、対策を機敏に変化させることは容易ではありません。各国とも対策は揺れ動き、常に適切な対応を選択できたところはない、つまり「感染症対策に勝者はいない」というのが実感です。

二〇二三年五月八日、日本も新型コロナの感染症法上の類別を5類に変更し、季節性インフルエンザと同等の対応をとることになりました。これによって、政府対策本部も廃止され、四月二九日午前零時をもって水際対策も終了になりました。水際対策の廃止が先行したのは、大型連休中の空港の混雑を避けるための措置で、入国者の増加を期待するものでした。政府の対応に応じて、対策の実施主体となった地方自治体、例えば、神奈川県も対策本部会議を廃止しました。

ワクチンと並ぶ大きな変化は、インフルエンザと新型コロナを区別できる免疫診断キットと飲み薬の開発でした。免疫診断キットは医療機関で広く使用され、二〇二二年末から二三年の流行で、2類感染症であった新型コロナの感染者が自宅療養をよぎなくされた時、混乱を生まなかった要因の一つでした。新型コロナの飲み薬は、現在、重症化リスクのある人を対象とするラゲブリオ（米国メルク社）、パキロビット（米国ファイザー社）と多くの患者に使えるゾコーバ（塩野義製薬）の三つでした。米国製の薬は、高血圧症や高脂血症などとの飲み合わせがよくないという問題点があり、国産の薬は使いやすいとはいえ、米国製に比べて効果が高くないようです。いずれも高価で、仮に、医療費が自己負担になると、ラゲブリオは五日間服用で九万四〇〇〇円、パキロビットは同約九万九〇〇〇円、ゾコーバも同約五万二〇〇〇円で、仮に、三割負担としても一万五〇〇〇円から三万円の薬代が必要です。インフルエンザの治療薬であるタミフルの場合、後発薬の薬価は一日二三〇円で、五日間の服用で約一一五〇円であることに比べるとたいへん高価だという現実があります（毎日新聞、二〇二三年七月三日、夕刊）。

　パンデミックの中で、一貫して新型コロナ対策の最前線にいた大曲貴夫《おおまがりのりお》医師（国立国際医療研究センター・国際感染症センター長）は、日本は感染者数と死者数を低く抑えることができたが、感染拡大に対応して医療機関や医師を増やすことが難しかったことを反省点としてあげています。そして、5類移行後にも新たな感染拡大が起こると患者が医療機関に押し寄せ、医療の逼迫や救急患者の受け入れ先が見つからない状態が起こりうるとして、国民に慎重な対応を求めました。マスクの着用は高齢者などのリスクの高い人を守るための対策としては依然として有効であるとの意見でした(毎日新聞、二〇二三年二月二八日、朝刊)。

二〇二三年四月末、専門家は抗体保有率が減少していることもあり、夏に再度感染の拡大が予測されるという見解を示しました。しかし、全数調査が廃止され、定点把握となったため、その実態ははっきりしません。感染拡大の可能性を指摘しながら、平時の対応を行うというのは矛盾していますが、諸外国は二〇二二年のあいだに対策をほとんど停止しており、最後までゼロコロナ対策をとっていた中国も上述のように二〇二二年一二月に事実上のウイズコロナに対策を転換したことからすると、むしろ日本は対策の転換に慎重だったといえるでしょう。WHOも、二〇二三年五月五日、緊急事態宣言を解除しました。あまり話題になりませんでしたが、米国連邦政府が二〇二〇年一月に発令した緊急事態宣言を解除したのは、二〇二三年五月一一日のことでした。

マスクの着用は、上述の「改正特措法」にもとづき策定した「基本的対処方針」で、適切な着用を「推奨」したものでしたから、もともと義務ではありません。韓国では公共交通機関でのマスク着用を義務化していたので、それにくらべると緩い対策で、「自粛」と同様の性格のものでした。それが二〇二三年三月一三日から、「個人の判断にゆだねる」ことになりました。感染症法上の類別を5類に変更することは、「改正特措法」の対象外とすることですから、「推奨」の根拠もなくなります。しかし、多くの人々がマスクをつけたままでした。毎日新聞が行った二〇二三年六月の全国世論調査では、マスク着用をしている人はしだいに減少しつつあるものの、約半数が着用を続けていました（毎日新聞、二〇二三年六月二〇日、朝刊）。これは、電車やバスなどの状況を見るとよく実感できました。一方、岸田文雄首相はマスクをつけずに首相官邸に入り、秘書官やＳＰもマスクをつけていませんでした。逆の意味での「同調圧力」と見ることもできるでしょう。

日常化を象徴するさまざまな出来事があります。二〇二三年三月一〇日、ダイヤモンド・プリンセス号が約三年ぶりに横浜港に入港しました。感染対策として、飲食店、学校や図書館などで人と人を隔てるために設置されたアクリル板はほとんど撤去されました。石油化学工業協会によると、二〇二〇年八月のアクリル板の国内生産は前年比で約五割増の約三一〇〇トンでした。しかし、大量に生産されたアクリル板もポスト・コロナの時代には役割を終え、廃棄されます。アクリル板の開発と販売を担ってきた緑川化成工業という会社は、二〇二三年からその回収の準備を進め、障害のある人が働く福祉工場で清掃し、粒状にしたのち再生しています。廃棄ではなくリサイクルという意味で注目されます。しかし、こうした動きはむしろ例外的で、コロナの時代を象徴する多くのモノが廃棄されつつあります。

二〇二三年五月以後、新型コロナの感染状況は上述のように定点医療機関からの報告によって把握されるようになったため、実態がわかりにくくなりました。六月二六日、岸田首相は尾身茂らの専門家と久しぶりに会談しました。尾身は、ワクチン接種率が低下している中で、高齢者への感染の拡大と重症化を防ぐためにワクチンの接種を推奨しました（毎日新聞、二〇二三年六月二七日、朝刊）。沖縄では、七月初め、感染が拡大し、「第九波」が到来したとされました。七月初めの沖縄県の定点医療機関あたりの患者数は四八・三九人で、全国平均の七・二四人を大幅に上回り、二〇二二年八月の状況に迫るものでした。しかし、行政による入院調整がなくなったため、大規模病院に患者が集中し、手術の延期など救急診療や一般診療にも影響がでました（毎日新聞、二〇二三年七月二三日、朝刊）。

パンデミックの資料、記録、記憶を残す

５類に変更になった当日の二〇二三年五月八日、横須賀市民生局健康部保健所企画課は『新型コロナウイルス感染症対応史』を公表しました。冊子体と同時に市のＨＰで公表していて誰でも読むことができます。約五〇〇頁の冊子で、二〇二〇年以来の新型コロナの流行を第一波から第八波に分けて、内外の状況とも関連させながら、対策の推移を簡明に叙述しています。

横須賀市内で感染者が確認されたのは、二〇二〇年三月一五日のことでした。地域経済への影響を緩和するため、「地元のお店」応援券の販売（二〇二〇年八月末から）などが進められ、新

型コロナの影響で失業した市民を市役所が雇用し、休日や年末年始にも検査可能な「横須賀モデル」の構築が目指されました。二〇二一年一月には市民向けの食糧支援を実施し、ゼロ歳児から高校生までの一人当たり八万円の特別給付金の支給(二〇二一年四月末)など独自の対策も行いました。

二〇二一年に本格化したワクチン接種の状況が詳しく紹介されています。百貨店の店舗を活用した大規模集団接種が二〇二一年五月から開始されました。オリジナルのワクチン接種済証のホルダーも配布されました。八月末には市役所が自宅療養者への食糧配送サービスを行いました。担ったのは市役所の職員でした。一一月から「地元のお店」応援券の第二弾が開始され、二〇二二年二月には、住民税の非課税世帯に対する臨時特別給付金を支給し、五月にはゼロ歳児から高校生まで一人当たり一〇万円の特別給付金を支給しました。一〇月にも「地元の元気」応援券(プレミアム付き商品券の第三弾)を販売しました。地域に密着したコロナの記録を残すことにはたいへん大きな意味があります。二〇二三年一月段階で、横須賀市の累計市内感染者の数は八万人を超えました。気になったことを一つだけあげるなら、沖縄をはじめ、いくつかの地域で日本の検疫や法律の対象外である米軍基地との対策のズレが問題になっていたことを考えると、米軍基地への言及がない点が残念です。

公衆衛生と人権、自由

公衆衛生と人権の関係は古くて新しい問題です。新型コロナの流行の中でも、人権をめぐるさまざまな問題が顕在化しました。滋賀県甲賀広域行政組合消防本部(甲賀市)では、ワクチン接種を受けなかった職員を、廊下の脇の協議スペースで業務させていました。「ワクチン接種拒否者」という表現が使われ、全職員への周知も行われていたのです(毎日新聞、二〇二三年六月一日、朝刊)。

移動をするうえでの非感染の証明、あるいはワクチンの接種証明は天然痘に代表されるように二〇世紀前半にもありました。二〇世紀末、いくつかの感染症の抑制に成功すると、人々は感染症の衝撃を忘れ、そうした歴史を忘れていました。新型コロナでは、各国の対策はＩＣＴ技術を活用したもので、新たな問題も起こりました。感染管理などにデジタル技術が導入され、外国への移動にはワクチン・パスポートが必要になりました。中国の「健康コード」や韓国でのコンタクト・トレーシングの進展の背景には社会のデジタル化があります。デジタル化が感染症の流行によって促進されました。新型コロナのパンデミックでは、権力的な介入と公衆衛生をめぐる問題の構図が明確になったものの、それでは具体的にどのように折り合いをつけていくかまでは議論が進みませんでした(玉手慎太郎『公衆衛生の倫理学——国家は健康にどこまで介入すべきか』)。

公衆衛生的な対策や規範と個人の自由や人権との間にどのように折り合いをつけるのかは政治や文化、価値観の問題であり、二一世紀においては、デジタル技術と私的領域の取引が必要になりました。国家の役割が強化される可能性が高まりましたが、国家自体も情報化社会を管理できなくなる可能性もあります。

日本社会への問題提起

新型コロナが可視化させた課題はたくさんあります。ここでは、三つの問題に焦点をあわせることにします。第一に、日本の福祉国家としての持続可能性にかかわる問題です。新型コロナのパンデミックの中で、医療崩壊が現実のものとなって、二〇世紀後半の高度経済成長の中で達成された国民皆保険やユニバーサル・ヘルス・カバレッジ（Universal Health Coverage＝ＵＨＣ）が揺らぎました。それは、格差や分断の問題とも関係していました。

二〇二〇年以来、日本政府は莫大な財政支出を行って、国民への給付金や休業補償、企業存続のための資金供給などを進めました。もともと多額だった財政赤字がより拡大し、日本銀行が国債を購入することで実質的に下支えする構造がより進みました。補正予算だけを見ても、二〇二〇年度には約七三兆円、二〇二一年度約三六兆円、二〇二二年度約三一・六兆円という巨額の財政支出を行いました。従来は毎年約三兆円規模だったので、まさに異次元の財政支出でした。そのため、国債残高は急増し、二〇一九年度末に約八八七兆円だったものが、約一〇四三兆円にまで膨れ上がりました。単純計算で、国民一人当たり約八〇〇万円ということになります。

さまざまな議論があることは承知していますが、「借りたものは、いつか、誰かが、何らかの形で返さなければならない」という現実が歴史の教えるところです。財政赤字をなくすためにはインフレによって貨幣価値を下げ、借金をチャラにする方法があります。実際、第二次世界大戦後の日本が行ったのはそれでした。しかし、これは国民の財産をなくしてしまうことになり、一人一人の生活にとっては好ましくない選択肢です。財政収入に見合わない社会保障を提供してきたやり方がどこまで維持できるかはわかりませんが、新型コロナのパンデミックが問題を可視化させたのです。

第二に、日本における外国人問題を取り上げます。新型コロナのパンデミック以前の日本経済にとってインバウンドは重要で、その中心は富裕化した中国人でした。他方、少子高齢化の中で、労働力としての外国人の位置づけがより重要になり、ある県では、高等学校を卒業して就業する若者の数よりも、技能実習の名目で働く外国人の数の方が多いという状況が生まれていました。二〇一九年末の日本における在留外国人数は約二九〇万人で、日本の人口が一億人を超える中での数%にすぎないとはいえ、決して少なくありません。新型コロナの流行の下でも、二〇二一年一〇月末の段階で、外国人を雇用する事業所は約二八万五〇〇〇、外国人労働者数は約一七〇万人でした。国籍別では、ベトナム：約四五万人（二六・二％）、中国：約四〇万人（二三・〇％）、フィリピン：約一九万人（一一・一％）が上位三か国で、そのうち技能実習生が約三五万人でした。青森、岩手、徳島、香川、愛媛、高知、熊本、宮崎、鹿児島の各県で技能実習生への依存度が高く、宮崎県では働いている外国人の七割が技能実習生という状況です（宮嶋喬『「移民国家」としての日本』）。こうした現実を「外国人材」という言葉でごまかす政策が選択されてきました。

二〇二三年四月、政府の出入国管理庁「技能実習制度及び特定技能制度の在り方に関する有識者会議」は、一九九三年から三〇年にわたって運用されてきた技能実習制度を廃止し、外国人労働者の確保・育成を目的とする新たな制度に転換するように求める中間報告をまとめました（毎日新聞、二〇二三年四月二九日、朝刊）。六月九日、政府は熟練した技能を有する外国人労働者が取得できる在留資格の「特定技能二号」を二分野（建設と造船）から一一分野（ビルクリーニング、製造業、自動車整備、航空、宿泊、農業、漁業、飲食料品製造業、外食業を追加、介護は別制度で同様の待遇）に拡大することを閣議決定しました。無期限の就労が可能になり、家族の帯同が認められるため、外国人労働者の永住に道を開くものです。しかし、資格試験制度の問題やそもそも外国人労働者が条件の面で日本を選ぶかどうかなど、問題も少なくありません（毎日新聞、二〇二三年六月一〇日、朝刊)。こうした中で、実習先を原則として三年間変更できない現行の制度を緩和することが議論されています。新型コロナのパンデミックは、日本社会の直面する現実を可視化させました。

第三に、対策のため財政支出は拡大し、国家の役割は肥大化しましたが、その救済の対象からこぼれてしまう人々の存在が表面化しました。日本の新型コロナ対策ではさまざまなコミュニティがほとんど機能しませんでした。地域社会が役割をはたすこともほとんどありませんでした。そうした中で、『厚生労働白書』二〇二三年版(令和四年度厚生労働行政年次報告)が公表されました。そのテーマは、「つながり・支え合いのある地域共生社会」です。地域とデジタル化がキイ・ワードになっています。新型コロナのパンデミックの中で、行政は多くの資金を投入して様々な支援を行いました。しかし、「地域」の実態ははっきりしません。雨宮処《あまみやか》凛《りん》は、「「地域社会」なんて、あるかどうかもわからないものに丸投げするな」として、新型コロナのパンデミックの下での二一世紀初期の日本社会の現実をするどく批判しました(雨宮処凛『コロナ禍、貧困の記録――二〇二〇年、この国の底が抜けた』一三二頁)。

国際社会への問題提起

国際社会のあり方についても、新型コロナのパンデミックが可視化させた問題はたくさんあります。ここでもあえて三点に絞って論じてみます。第一に、国際協調の枠組みが感染症のパンデミックという非常事態において十分に機能しなかったことを認めなければなりません。ワクチン開発に成功した国とそうでなかった国のあいだで供給体制の不平等が広がり、経済力のない国や発展途上国へのワクチン供給が問題になりました。ＷＨＯなどが主導する「ＣＯＶＡＸファシリティ」(COVID-19 Vaccine Global Access Facility)は、高所得国、高中所得国が資金を拠出して一定数の自国用ワクチンを購入する枠組みと、国や団体などからの拠出金により途上国へのワクチン供給をおこなう枠組みを組み合わせたものでしたが、十分に機能しませんでした。

英国のブラウン元首相は、新型コロナのパンデミックがはじまった二〇二〇年三月下旬、英国の新聞『ガーディアン』のインタビューに答える中で、今回の事態は世界がこれまで経験したことのない危機的なもので、一時的に世界政府を組織し対策にあたる必要があると提言しました(三月二六日)。ところが、二〇二〇年には英国のＥＵからの離脱が現実となっていたので、この提言は冷笑の対象となり、顧みられませんでした。

新型コロナ対策は、既存の国家を基本的な単位として進められました。そのため、「世界」保健機関としてのＷＨＯの存在感も揺らぎました。パンデミックの影響は、世界の政治、経済、社会から私たち一人一人の生活に及びました。序章で述べたように世界ははじめて「生死を共にしながら、共通の危機に直面した」と言えるかもしれません。しかし、その中で、国際社会が達成したものは多くありませんでした。

第二に、二〇世紀的な国家の持つ問題点が浮き彫りになりました。新型コロナの初期対策が公衆衛生を軸とするものであったため、国家(政府)の役割が肥大化しました。医療や公衆衛生サービスの提供、経済的な困窮への給付金の支給、食糧支援や雇用の確保などすべての場面で、福祉国家的な政策が進められました。各国の事情によって、その内容には違いがあります。しかし、いずれの国も「自国ファースト」を前面に出さざるをえませんでした。ところが、感染症は容易に国境を越えるため、一国単位では、十全な感染症対策を進めることは不可能でした。二〇世紀的な国家は、新型コロナ対策を効率的に進めるためには不向きだったのです。これは、温暖化対策などにもあてはまるように思われます。

第三は、中国の問題です。中国史の研究者として出発し、その後、感染症の歴史学に関心を移した私は、中国のプレゼンスを重く見すぎているのかもしれません。一四億の人口を抱え(中国の人口はアフリカ全体の人口とほぼ同規模です。しかし、今後中国では人口が減少し、アフリカは人口増加の傾向を維持するので、この構図は将来的には変化します)、急速な経済成長を実現した中国の存在感は、新型コロナのパンデミックの中でむしろ強まりました。しかし、中国が選択したゼロコロナ対策は経済活動を停滞させ、二〇二二年になると中国経済にとって大きな問題となると同時に、世界経済にとっても中国において生産されるさまざまな物品のサプライ・チェーンが傷んだことは、大きなリスクとなりました。

新型コロナのパンデミックの中で、現代社会が抱えている矛盾が顕在化し、可視化されました。その多くは各国の医療や公衆衛生の制度や水準だけではなく、貧困、性差、人種などと関係していました。

ゲノム解析などの手法を駆使した調査研究の進展によって、ウイルスやその感染のメカニズムも非常に短い時間で解明が進みました。従来とは異なったワクチンの開発方法も登場しました。接種にいたるまでのスピード感は従来の常識をはるかに凌駕するものでした。しかし、対策の原則は、ウイルスとの距離をどうするか、つまり、with COVID と Zero COVID のどこかに位置するもので、科学に一定の根拠をおきながらも、実際の場面では、社会や国家、文化や歴史と取引をしなければなりませんでした。

次に、新型コロナのパンデミックを「歴史化」するために、天然痘のパンデミックを取り上げてみることにしましょう。

第二章

天然痘のパンデミック

――「世界の統一」から根絶への道のり――

天然痘の現在

感染症を引き起こす病原体の多くは動物からヒトに伝播したものです。インフルエンザは水鳥から、麻疹《ましん》(はしか)もウシから、また、結核のようにヒトから動物に伝播した感染症もあります。ヒトも動物だからです。天然痘の病原体は新型コロナと同じくウイルスで、ラクダからヒトに入り、変異を起こして天然痘ウイルスになったとされています。

諸説ありますが、インド起源説が有力です。現在から一万年ほど前に牧畜が開始され、ヒトと動物の接触の機会が増え、農耕がはじまると人間の集住が進んで(新石器革命)、天然痘が流行するようになりました。一度かかって免疫ができるとかからなくなるため、流行から数十年たって免疫を持つ人が少なくなると再び流行が起こりました。天然痘は、歴史上、最も多くの人々の命を奪った感染症の一つです。

天然痘にかかると高熱が三日ほど続き、全身に水疱が広がります。それが血疱になって化膿すると青色になり、最後は瘡蓋《かさぶた》になります。発病から二週間くらいで治ることもありますが、死亡することも多い感染症でした。病気が治っても顔に痘痕(あばた)が残るためたいへん恐れられました。日本語の学名は「痘瘡《とうそう》」で、他に「疱瘡《ほうそう》」、「豌豆瘡《わんずがさ》《えんどうそう》」などさまざまな名前で呼ばれました。「裳瘡《もがさ》」は発疹が顔から下半身に広がる様子から生まれた名前です。

天然痘ウイルス（主に *Variola major*）はヒトからヒトに飛沫感染します。感染力は強いものの、ヒトにしか感染せず、必ず発症するため対策がとりやすかったことが根絶に至った要因の一つとされています。一度かかると免疫ができるので、わざと天然痘にかかる人痘や、ウシの天然痘にかかって免疫を獲得する種痘（牛痘）が導入され、根絶への道のりが始まりました。二〇世紀後半、ＷＨＯが天然痘根絶計画を展開し、一九八〇年、根絶が宣言されました。天然痘は人類が制圧に成功した唯一のヒトがかかる感染症です。家畜のかかる感染症の「牛疫」（牛疫ウイルスが病原体で、ウシ、ヒツジ、ヤギ、ブタなどの偶蹄類がかかります）も撲滅されています（二〇一一年）。

最後の天然痘患者とされているのは、一九七七年に感染が確認されたソマリアの男性でした。しかし、一九七八年、英国のバーミンガム大学医学部の解剖学教室で働いていた女性が実験用ウイルスに感染し亡くなっています。女性の母親も感染しましたが、一命をとりとめました。正確には、この母親が最後の患者です。バーミンガム大学のように世界中の研究室が天然痘ウイルスを保管していたため、その取り扱いをめぐって論争が起こりました。保管の危険性を重く見て全面的に廃棄すべきという意見がある中で、ＷＨＯが指定した米国ＣＤＣ（Centers for Disease Control and Prevention 米国疾病予防管理センター）とロシアの研究施設（ノボシビルスクの国立ウイルス学・バイオテクノロジー研究センター（VECTOR）で保管することになりました。根絶された天然痘がバイオテロに利用される危険性があり、それに備えるためです。日本は天然痘ウイルス自体ではなく、千葉血清研究所（二〇〇二年に閉鎖）の橋爪壮《はしづめそう》（一九二六〜二〇一六）が開発したワクチン株（LC16m8）を備蓄しています（日部幸博・北川善紀『病原体の世界』）。

米国は二〇〇一年三月の同時多発テロの後、六月にダーク・ウインターという名前を付けた天然痘ウイルスによるバイオテロを想定した演習を実施しました。*Final Script-Dark Winter Exercise, Dark Winter, Bioterrorism Exercise Andrews Air Force Base, June 22-23, 2001* という計画の概要が公開されており、現在でも Internet Archives で見ることができます。アンドリュース米空軍基地で実施された演習では、米国中部の都市オクラホマに天然痘を利用したバイオテロがしかけられ、数か月間のうちに約三〇〇〇万人の患者、約一〇〇〇万人の死者が出ると想定し、どんな問題が起こりうるかを検討しました。新型コロナのパンデミックの中で戦われた米国の大統領選挙戦では、後に大統領となるバイデン候補は演説の中でたびたびこの計画に触れました。また、二〇二二年にサル痘（現在はエムポックスに名称を変更）という野生霊長類における天然痘ウイルスが病原体である新興感染症の発生が明らかになった時には、天然痘ワクチンが有効だとされました。しかし、テロ対策との関係からその備蓄機関は明らかにされませんでした。

ウイルスを病原体とする天然痘のパンデミックは、新型コロナのパンデミックと共通する要素がたくさんあります。本書で新型コロナに続いてまず天然痘を取り上げたのはそのためです。それでは、天然痘の流行や根絶にいたる歴史から、私たちは何を学ぶことができるでしょうか。

天然痘の世界史

天然痘の起源は上述のようにインドとされることが多いのですが、アフリカ起源説もあります。歴史をさかのぼると、シルクロードなどを経由した交易によって、ユーラシア大陸の東西で流行し、古くから多くの人々の命を奪ってきました。その後、インドからシリア、アラビア半島を経てヨーロッパに拡がりました。古代エジプトのラメセス五世のミイラには膿疱がありますが、天然痘とは断言できません。ギリシアやローマの古代文明の時代に流行したかどうかもはっきりしませんが、四世紀初め、シリアで流行し、中東に拡がったとされています。ペルシアの錬金術師で医師のアル・ラーズィー（八六五〜九二五）は、天然痘と麻疹をはじめて区別し、南西アジアに患者が多く、子どもがかかりやすいとしています。免疫との関係からでしょう。その後、天然痘は、アフリカ、北ヨーロッパ、インドネシアに感染が拡がりました（アルフレッド・クロスビー「天然痘」カイプル（編）『疾患別医学史』Ⅱ）。

中国大陸でも古くから天然痘が流行していました。前二世紀の前漢時代に張騫《ちょうけん》がシルクロード諸国を訪れてから流行が始まったとする説、四世紀の東晋時代になってから流行が始まったとする説などがあります。中国での呼び名は「麻子」、「豆瘡」、「天花瘡」、「百歳瘡」などさまざまでした。七世紀初期の隋代に医療をつかさどる役職の太医博士から太医令となった巣元方《そうげんほう》らが編纂した『諸病源候論《しょびょうげんこうろん》』という医学書には「豌豆瘡」という病名があります。先にも触れましたが天然痘の可能性が高く、発疹がエンドウ豆（豌豆）に似ているからこう呼ばれたのです（巻七「傷寒諸候上」、巻十七「傷寒豌豆瘡候」）。廖温仁《りょうおんじん》『支那中世医学史』によると、学名となった「痘瘡」のように「痘」という漢字を用いるようになったのは一〇世紀にはじまる宋代のことでした。廖は日本植民地統治下の台湾に生まれ、東北帝国大学医学部に学んで医師となったのちに京都帝国大学文学部で医学史を学び、大学院に進学し、昭和初期、脚気の医学史的な研究で医学博士の学位を取得しました（廖温仁『支那中世医学史』）。中国医学における天然痘の病因論では、「胎毒」（母親の胎内で病因に遭遇する）説も登場しました。母親の食事や性行為が病因だというのです。天然痘にかかるとその後かからなくなるのは、一度発症すると「胎毒」が漏れ出てしまうからだという説明でした。

日本列島への伝播

日本列島には中国大陸や朝鮮半島から天然痘が伝播し、周期的な流行を繰り返しました。日本列島は中国大陸や朝鮮半島、琉球諸島などとは海で隔てられています。それが感染症の伝播の障壁となって「隔てる海」になる場合もあれば、「つなぐ海」としての役割を果たすこともありました。中国大陸の新石器時代の遺跡からはDNA解析によって結核に侵されたことが確認された人骨が発掘されています。日本列島は酸性土壌が多く、人骨が残りにくいので、諸外国に比べると感染症の流行の実像がわかりにくいのですが、鳥取県の青谷《あおや》上寺《かみじ》地《ち》遺跡から出土した人骨の調査から、弥生時代に渡来系の人々が中国大陸や朝鮮半島から結核を持ち込んだことが明らかになっています。日本列島への稲作の導入を契機に定住が進み、人口が増加して集落間の交流がさかんになると、結核が日本列島に拡がりました。三世紀後半から七世紀の古墳時代の遺跡からも結核に侵された人骨が発見されています。

　文字史料が残る時代になると記録も増え、感染症の日本史（正確に言えば、日本列島の感染症の歴史）も詳しくわかるようになります。それによると、天然痘の伝播は八世紀のことでした。律令国家には、兵乱や災害とならんで「疫疾」の発生を中央政府に報告する制度がありました。有名な記録は九州の大宰府に端を発した七三五年（天平七年）の「豌豆瘡」の流行で、日本医学史（医史学）の先達である富士川游（一八六五～一九四〇）は『日本疾病史』（一九一二年）の中で、『続日本紀《しょくにほんぎ》』を典拠として、

　天平七年、太宰府管内諸国に疫瘡大いに起り、百姓悉く臥したるが、その夏より冬に及び

ては、広く天下に蔓延したり。次いで天平九年にも同じく太宰府管内諸国に疫疹行われしが、この歳にも、この疫瘡は筑紫より東して京畿にまで波及し、夏より秋に渉りて、天下に流行して、公卿より百姓に至るまで、この疫瘡のために死亡せるもの勝《あ》げて計るべからざるほどなりき。

（『日本疾病史』平凡社東洋文庫版、一〇〇〜一〇一頁）

と述べ、中国文献も参照しながら、日本列島への天然痘の伝播や流行の様子、病因論の変遷や対策を紹介しました。疾病史という書名ですが、取り上げているのはほとんどが感染症で、実質的には日本疫病史といってよいものです。

一九世紀半ば、西洋医学を本格的に導入した日本は、医学史（医史学）も導入しました。富士川游は広島に生まれ、藩校で教育を受けたのち、広島県立中学から広島医学校に学び、明治生命の保険医となって『中外医事新報』の編集に従事するとともに医学史関係の資料を渉猟《しょうりょう》し、『日本疾病史』などを著しました。富士川が収集した貴重な資料は、現在、京都大学附属図書館、慶應義塾大学信濃町メディアセンター、東京大学大学院教育学研究科・教育学部図書室が所蔵していて、デジタル化と新たな技術を導入し、統合的に利用するためのプロジェクトが進行中です。

富士川は、天平年間（七二九〜七四九年）より前に天然痘が流行していた可能性も指摘しています。あくまで記録として確認できるのが天平七年や九年の流行なのです。「疫瘡」が大宰府に端を発するものだったため、中国大陸や朝鮮半島から持ち込まれたとみる説が有力ですが、もっと前に持ち込まれた天然痘が大宰府などで土着化し、それが天平年間に拡がった可能性も否定できません。

八世紀初めの慶雲年間（七〇四～七〇八年）には日本列島の多くの地域で感染症が流行し、「天下疫病」という状況になりました。この時期、人口が集中していた京での流行が顕在化しました。本庄総子によると、当時の都であった藤原京とその周辺および東海道で流行し、それが西へと伝播しました。おそらく天然痘で、資料的に確認できる最初の全国的流行でした（本庄総子『疫病の古代史』）。ウィリアム・W・ファリスは、W・マクニールの古典的著作から刺激をうけて、天然痘などの影響を論じ、当時の日本列島における人口の三分の一から四分の一が失われたとしています。その流行は、中国や朝鮮半島と連動したものでした（W. W. Farris, *Population, Disease, and Land in Early Japan, 645–900*）。

「コロンビアン・イクスチェンジ」と「細菌による世界の統一」

一五世紀末、コロンブスのアメリカ大陸への「到達」を契機として多くの人々が、旧世界（ヨーロッパ）から新世界（カリブ海地域や南北アメリカ大陸）へと移動すると、天然痘などの感染症が新世界へと伝播しました。A・クロスビーはこれを「コロンビアン・イクスチェンジ(Columbian Exchange)」と呼び(A. W. Crosby, *The Columbian Exchange: Biological and Cultural Consequences of 1492*)、旧世界と新世界の植物や動物、病原体の交換の様子やその影響を周到に描いています。フランスの歴史家E・ル＝ロワ＝ラデュリは、「細菌による世界の統一」という印象的な表現でこれを説明しました(『新しい歴史――歴史人類学への道』)。天然痘の免疫を持たなかった旧世界の先住民は激減し、感染症はインカ帝国やアステカ帝国の滅亡と深く関わることになりました。二〇世紀後半、多くの人に読まれた文献の一つとされる『銃・病原菌・鉄』の中で、J・ダイアモンドは人類の運命を左右したのは、鉄とライフル銃そして病原菌だったとし、感染症の影響を主張しました。それはクロスビー説を発展させたものです(ジャレド・ダイアモンド『銃・病原菌・鉄――一万三〇〇〇年にわたる人類史の謎』)。

「コロンビアン・イクスチェンジ」という考え方の前提にあるのは、旧世界と新世界の植物相や動物相がたいへん異なっていたことでした。前八五〇〇年ごろ、温暖化が進んで地球上の氷が解けて海面が上昇すると、ベーリング海峡が水没し、ユーラシア大陸とアメリカ大陸のつながりが断たれ、双方の動物相や植物相は独自の展開をとげていきます。新世界の先住民を驚かせることになる馬も絶滅してしまい、リャマやアルパカを除くと新世界には家畜化できる動物はほとんどいませんでした。また、旧世界の人々の暮らしを支えていたブドウやオリーブは新世界にはなかったのです。

新世界の生態系や社会状況も多様でした。コロンブスたちが最初に到達したのはカリブ海の島嶼地域で、その生態系は南北アメリカ大陸とも大きく異なっていました。最初に植民地としたカリブ海地域を拠点として、スペインはアステカ帝国を侵略しました。クロスビーは、感染症の中で天然痘の影響を重視しつつも、現代でもインフルエンザ、肺炎、麻疹、猩紅熱《しょうこうねつ》、梅毒などと誤診されることもあるとして慎重で、天然痘の流行の後で肺炎などが流行すると、それが人々の命を奪うこともあったと指摘しています（A. W. Crosby, *The Columbian Exchange*, p. 43）。

旧世界からもたらされた多くの感染症は動物由来だったため、異なった動物相の中で生活していた新世界の先住民は免疫を持っていませんでした。一五一九年、ヨーロッパからイスパニョーラ島（大アンティル諸島、現在のハイチとドミニカ）に持ち込まれ流行した天然痘は、翌年にはアステカ帝国の都であるテノチティトランに拡がり、多くのアステカ人の命を奪いました。クロスビーは、これを「歴史上かつてないアメリカ先住民の人口減少」だったと述べています（A. W. Crosby, *The Columbian Exchange*, p. 39）。一五世紀の段階で、アメリカの人口がどのくらいだったかをめぐっては、約一億人とする説から約一〇〇〇万人とする説までかなりの幅がありますが、一六世紀には先住民人口は急激に減少したとされています。

一六世紀に約二〇〇〇万人だったと推測されるメキシコの人口は、一七世紀初期には約一六〇万人にまで激減したとされます。クロスビーは、スペイン人のコルテスがアステカ帝国を征服できたのは、鉄製武器や南北アメリカでは絶滅してしまった馬を擁していたからだけではなく、旧世界から持ち込まれた天然痘などの感染症によって多くの人々が死んでしまったからだと指摘しました。この時、アステカ帝国の君主モクテスマ二世は、肌の白い祖先神がもどってくるという神話を信じ、はじめコルテス一行を歓迎しました。反君主派の近隣の首長国がコルテスと同盟し、テノチティトランを攻撃すると、最後の君主となったクアウテモクは降伏し、植民地はヌエバ・エスパーニャ(新スペイン)と命名され、廃墟の上にメキシコ市が建設されました(安村直己「南北アメリカ大陸から見た世界史」)。こうした過程をていねいに見ていくと、アステカ帝国の崩壊の要因をすべて感染症に求めるのは素朴すぎると言えるでしょう。

アンデスのインカ帝国の状況もよく似たものでした。ダイアモンドは、クロスビーの議論を進化生物学の立場から発展させ、

ピサロが皇帝アタワルパを捕虜にできた要因こそ、まさにヨーロッパ人が新世界を植民地化できた直接の要因である。……ピサロを成功に導いた直接の要因は、銃器・鉄製の武器、そして騎馬などにもとづく軍事技術、ユーラシアの風土病・伝染病に対する免疫、ヨーロッパの航海技術、ヨーロッパ国家の集権的な政治機構、そして文字を持っていたことであ

る。

（『銃・病原菌・鉄――一万三〇〇〇年にわたる人類史の謎』上、一一九～一二〇頁）

と述べ、その要因を複合的に説明しています。

ダイアモンドの議論はスケールが大きく、大きな影響力を持つようになりました。そして、天然痘や麻疹によって新世界の先住民人口が激減すると、アフリカから多くの奴隷が導入され、黄熱病やマラリアも新世界に持ち込まれました。ダイアモンドの考え方のもう一つのポイントは、感染症の影響の下で新世界を支配するようになったヨーロッパ人がアフリカに進出したときには、今度は熱帯の感染症によって（その中心は第四章で取り上げるマラリアでした）、逆の立場に置かれ、アフリカへの進出を阻《はば》まれたとしていることです。

二〇二〇年、新型コロナが世界に拡がると、いち早く航空機などの運航を停止し出入国管理を強化した国がありました。南太平洋の人口六万人ほどのマーシャル諸島共和国もその一つでした。第一次世界大戦後に南洋群島委任統治領として日本の統治下に置かれたので、関係が深い地域です。新型コロナの感染が拡がると、「国家非常事態宣言」（二〇二〇年二月）が発令され、厳しい渡航制限が開始されました。「コロンビアン・イクスチェンジ」が再現され、人口規模の小さな島嶼国家が壊滅的影響を受けることを危惧したからです。

人痘という試み

天然痘に一度かかると、その後はかからなくなることが古くから経験的に知られていました。そのため、わざと天然痘にかかる人痘がさかんに行われました。後述する種痘(牛痘)の効果が強調されがちですが、人痘は長い時間をかけて修得された技術に支えられ、また、コストも低かったため、かなり普及しました。一七世紀初期から中国を統治した満洲族の清王朝は人痘に積極的でした。初期の皇帝の一人である順治帝(在位一六四四~一六六一)が天然痘のために二三歳で亡くなり、次の康熙帝(在位一六六一~一七二二)が兄をさしおいて皇帝となったのは、天然痘にかかったことがあり、免疫を持っていたからだとされています。

清代の医学書『医宗金鑑《いそうきんかん》』(一七四二年)には、人痘の方法が詳しく書かれています。天然痘にかかった子どもの服を着せる「衣苗種法」、痘漿《とうしょう》(水疱から出るうみ汁)を子どもの鼻の穴にたらし入れる「漿苗種法」や、痘痂(かさぶた)を粉末にして水を加えて丸め、綿でつつみ、子どもの鼻に挿入する「水苗種法」という方法などです。その後、「旱苗種法」という痘痂の粉末を子どもの鼻に吹き込む方法が主流になりました。

一七四四年、長崎にやってきた李仁山が中国式の人痘を大村藩の堀尾《ほりお》玄育《げんいく》、琉球王国の上江《うえ》州《ず》倫完《りんかん》(一七三二~一八一二)などに伝えました。一七五二年に『医宗金鑑』がもたらされ、筑前の秋月藩(福岡県)の緒方春朔《おがたしゅんさく》(一七四八~一八一〇)は、農民の子どもたちに人痘を試みました。

一七九〇年のことです。その方法は「鼻旱苗法」(「旱苗種法」を改良し安全性を高めるため、へらに粉末を塗って吸引させる方法)でした。これはかなり効果があり、その方法を解説した『種痘必順弁』(一七九五年)も出版されました。

この頃、オランダ商館の医師として長崎にやってきたベルンハルト・ケルレルがトルコ式人痘(後述)も伝えています。緒方春朔はケルレルとも知己でしたが、中国式人痘を採用したのは、高温多湿の気候の中で、天然痘の瘡蓋がある程度まで保存可能だったからです(アン・ジャネッタ『種痘伝来——日本の〈開国〉と知の国際ネットワーク』)。しかし、こうした事例を除けば、日本では人痘はそれほど広がりませんでした(青木歳幸『江戸時代の医学——名医たちの三〇〇年』)。

オスマン帝国の首都コンスタンティノープルに滞在していたイギリス大使夫人のメアリ・ワートレイ・モンタギューが幼い息子のエドワードに人痘を受けさせたことがトルコ式人痘のヨーロッパでの普及のきっかけになりました。トルコ式とはもともとインド起源で、針尖で浅い傷をつけ、痘漿を吸収させた小塊を貼り、感染させる腕種人痘法です。一七二一年にロンドンで天然痘が大流行した時、モンタギュー夫人はその娘にも人痘を受けさせました。コンスタンティノープルのイギリス大使館の医師だったチャールズ・メイトランドも自分の息子に人痘を受けさせ、監獄の六人の既決囚にも人痘を行いました。その効果は高く、既決囚は恩赦を受け釈放されます。この実験を経て、トルコ式人痘が英国王室の子どもたちからイギリス全域に拡がりました。

琉球王国の人痘戦略

琉球王国には天然痘の流行の記録がたくさん残っています。その流行は周期的で、免疫を獲得した人々が少なくなると、再び流行が繰り返されました。一八世紀に琉球王国が人痘を導入し、天然痘の蔓延を防ぐ対策をとったのは、約十数万人と人口が希薄だったためでした。たいへん戦略的な対策が選択されたことがわかっています。「疱瘡御申請」と呼ばれた人痘が行われたのは、琉球王国の中の沖縄本島と宮古諸島で、八重山諸島と奄美諸島では行われませんでした。わざと天然痘にかかる人痘が失敗した場合に備える意味があったと考えられます。そのかわりに、八重山では、天然痘患者を離島に隔離し、感染の可能性がないことが確認されるまで他の住民との接触を一か月弱禁じる措置をとりました。

一七六六年、上江洲倫完が「痘痂」を鼻から取り入れる中国式をまず家族に試み、無事に感染しました(これを「善感」と言います)。前述した緒方春朔が人痘を試みたのが一七九〇年だったことを考えると、琉球王国への導入はかなり早かったとみることができます。那覇の奥武山《おうのやま》は、現在は橋や埋め立てによって陸続きになっていますが、琉球王国の時代には入り江に浮かぶ島で、天然痘にかかった人を隔離するための施設が設置されていました。小林茂は、天然痘の流行状況を中国や朝鮮、日本と比較しながら、琉球王国の戦略は人痘と検疫を組み合わせた巧妙なものだったと述べています（小林茂「疾病にみる近世琉球列島」）。

一八六八年、琉球王国は人痘にかわって、イギリスの医師エドワード・ジェンナーが開発した種痘（牛痘）を導入しました。種痘をもたらしたのは医療伝道を志し、夫人と二人の子ども、中国人の助手、ペットの犬とともに琉球にやってきたハンガリー生まれのイギリス人宣教師ベルナルド・ベッテルハイム（一八一一～一八七〇）でした。しかし、人痘が普及していたため、導入には時間がかかりました（本村育恵「ベッテルハイム日誌中の vaccination と inoculation の使い分けについて——琉球への「牛痘法」導入に関する補足的考察」）。

種痘（牛痘）——ジェンナーの挑戦

天然痘の病原体であるウイルスが発見されるのは、ずっとのちの一九世紀後半のことでした。それよりも早く、エドワード・ジェンナー（一七四九～一八二三）が家畜牛の病気である牛痘や馬がかかる馬痘と人間のかかる天然痘の関係を調べ、一七九八年、牛痘にかかった人は天然痘にかからないのではないかという大胆な仮説を発表しました。ジェンナーはトルコ式人痘を行っていましたが、一七九六年、ジェイムズ・フィップスという八歳の少年の腕に二か所浅い傷をつけ、牛痘を植え付けました。ジェイムズ少年は、ジェンナー家の庭師の息子で、牛痘はセイラ・ネルムズという乳しぼりの女性からとったものでした。ジェイムズ少年の傷口は少し腫れ、熱と寒気がでましたが、すぐに回復しました。六週間後、ジェンナーは天然痘患者から採取した膿疱を植え付け、ジェイムズ少年を天然痘に感染させました。しかし、発症しませんでした。こうして、天然痘予防のための手段として牛痘を接種する有効性が確かめられました。田園地帯の開業医だったジェンナーは、人々と親密な関係を築いていて、それが新たな試みをあと押ししました。牛痘がvaccinationと呼ばれるようになったのは、プリマスのリチャード・ダニング医師がラテン語で牛を意味するvaccaという用語を使ったためです。

ジェンナーの発見をめぐっては、近年、新たな知見が提起されています。一つはジェンナーの着想はもともと同郷のフュースター医師たちの経験に依拠したものだったという説です(廣川和花「ワクチンと予防接種——ジェンナーから反ワクチン運動まで」)。ジェンナーが発見したのは、ヒトの天然痘に感染した牛から得られたものだった(つまり、牛痘ではなく天然痘だった)という説もあります。ワクチンの標本が残っていないのでその確定は困難でしたが、最近ではDNA解析による研究が進み、C・R・ダマソが注目すべき指摘を行いました。導入時期の種痘のワクチンは、牛痘ウイルスではなく、馬痘=馬の天然痘ウイルス、もしくはその近縁のワクチニアウイルスだったというのです(C. R. Damaso, Revisiting Jenner's mysteries, the role of the Beaugency lumph in the evolutionary path of ancient smallpox vaccines)。ジェンナー自身も馬の関節にできる「グリース」という病気が牛にうつって牛痘を発症させると考えていたことから、当初から馬痘ウイルスが実質的な材料として広く伝播したのだと指摘しました。その研究を詳しく紹介した廣川和花は、日本各地の博物館などには種痘の器具などがかなり残っているので、今後、研究が進む可能性があると指摘しています(廣川和花「天然痘ワクチンに使われたウイルスの正体」)。ところで、こうしたDNAの解析を支えているのは新型コロナのパンデミックの中でよく知られるようになったPCR検査です。DNAの抽出・増幅が容易になり、感染症のDNA解析が飛躍的に進みました。他の感染症についても、その起源や伝播経路について、新たな説が出されています。ペストやマラリアについては章を改めて触れることにします。

種痘のネットワーク

種痘の内実は今後の研究の進展に期待して、本書では、国際的な広がりに注目してみましょう。ジェンナーは、友人たちに牛痘を送りました。その効果を説明した書物はわずか数年の間にラテン語、ドイツ語、フランス語、ポルトガル語に翻訳されました。この時期のヨーロッパは、フランス革命が起こり、ナポレオンが登場し、戦争の時代でした。しかし、イギリスのウイリアム・ウッドヴィル医師はフランスに赴き、一八〇〇年パリで牛痘を試みました。こうして、ジェンナーの種痘法は世界に広がりました。その背景には、ヨーロッパ諸国による植民地統治を背景とする学知や技術をめぐるネットワークが構築されていたことがありました。後述するように、日本への種痘の導入もその一環でした。

種痘を拡大するための障害となったのは、痘苗と呼ばれた接種用のウイルス自体を人体の中でいかにつなげていくかでした。一九世紀初め、フランシスコ・ザビエル・デ・バルミスは、スペイン本国からアメリカ大陸の植民地に種痘ウイルスを運び、その後、フィリピンに向かいました。痘苗をつないだのは二六人のメキシコ人少年たちでした。五週間の船旅ののち、マニラで種痘が行われました。バルミスは、次に三人のフィリピン人少年たちとポルトガル植民地である中国のマカオに向かいました。マカオにはすでに種痘の知識が伝わっていて、ポルトガル人医師たちが種痘を試みました。

バルミスが次に向かった広州では、あまり歓迎されませんでした。中国ではすでに述べたように人痘がさかんだったからです。しかし、イギリス東インド会社のアレクサンダー・ピアソン医師(Alexander Pearson)は種痘の効果に注目し、接種所を開設し、入門書を執筆しました。一八〇五年、広州で天然痘が流行すると、種痘が広がり、中国では人痘と種痘が並立するようになりました。この年、鄭崇謙《ていそうけん》らが中国語訳の『暎咭唎國《いぎりすこく》新出種痘寄書』を出版しました。

日本への長い道のり

種痘をめぐる情報が日本にもたらされたのは、一九世紀初期のことでした。それを担ったのは長崎を中心とする蘭学のネットワークで、ヨーロッパ諸国が植民地でも種痘を導入し、技術や痘苗のネットワークを構築していたことがその背景でした。しかし、種痘が日本に導入されるにはかなりの時間がかかりました。種痘の日本への導入をめぐる学知や技術と痘苗のネットワークの重要性を指摘したのは米国の医学史家アン・ジャネッタです。種痘を最初に日本にもたらしたのは、一八〇三年に長崎にやってきたオランダ人医師のヤン・フレデリック・フェイルケだったというのがジャネッタ説です。その著作は周到な翻訳によって日本語で読むことができます（アン・ジャネッタ『種痘伝来――日本の〈開国〉と知の国際ネットワーク』）。ジャネッタの主張は、日本への種痘の導入にはかなりの時間を要したこと、しかし、いったん導入されると瞬く間に各地に拡がったことです。

ロシア経由で導入される可能性もありました。一九世紀初め、ロシア船の蝦夷地への南下が頻繁になる中で、レザノフ率いるロシア船が通商許可を求め長崎にやってきました。しかし、江戸幕府は通商を認めません。そこでレザノフは、二人の海軍士官に樺太南部の和人居留地への攻撃を命じ、船舶を拿捕《だほ》し、役所を焼き打ちし、役人などを殺害して人質をとりました。その中に、中川五郎治という択捉《エトロフ》島の番人がいました。シベリアに連れ去られた中川は、五年間、ロシアにとどまり、イルクーツクのロシア人医師から種痘の技術を学び、ロシア語の小冊子を持ち帰りました。この時、中川が痘漿を持ち帰ったか否かは不明で、結局、ロシアからの導入は実現しなかったようです。ロシア語の小冊子は『遁花秘訣《とんかひけつ》』（一八二〇年）として翻訳されました。翻訳にあたったのは、長崎出身のオランダ語通詞の馬場佐十郎《ばばさじゅうろう》（一七八七～一八二二）でした。『遁花秘訣』はその後三〇年間にわたって手稿のままでしたが、筆写され人々に知られるようになりました。

一八二三年、シーボルト（一七九六～一八六六）が蘭領東インドのバタヴィア（現在のジャカルタ）から長崎にやってきます。オランダ商館の医師として日本人の子ども数名に種痘を試みますがうまくゆきませんでした。しかし、シーボルトの教えを受けた蘭学者、蘭方医たちが種痘の日本への導入を担いました。長崎警備を担当していた佐賀藩はオランダ商館から痘苗を取り入れる機会があり、藩医の楢林宗建《ならばやしそうけん》（一八〇二～一八五二）が、一八四八年、長崎にやってきたモーニッケ（一八一四～一八八七）から牛痘漿を手に入れます。しかし、傷んでいてうまくいきません。そこで、瘡蓋を依頼しました。翌四九年、楢林はモーニッケに健三郎という自分の子どもや通詞の子ども三人への接種を依頼しました。健三郎だけが善感し、健三郎の腕からとった痘苗を他の子どもにも接種すると無事善感しました。楢林が著した『牛痘小考』（一八四九年）は、接種の手技を紹介したものです。

佐賀藩にもたらされた痘苗は、まず藩医の子どもに接種され、その成功ののちに藩主の子どもに接種されます。痘苗は江戸にも伝えられ、藩医の伊東玄朴《いとうげんぼく》（一八〇一～一八七一）が藩主の娘である貢姫《みつひめ》に接種しました。伊東玄朴、大槻俊斎《おおつきしゅんさい》（一八〇六～一八六二）、箕作阮甫《みつくりげんぽ》（一七九九～一八六三）ら八十数名の蘭方医が資金を拠出し、一八五七年、幕府に種痘所の開設を請願し、翌年、神田お玉ヶ池の種痘所が開設されました。まもなく火災によって焼失してしまいますが、一八五九年、銚子の豪商浜口梧陵《はまぐちごりょう》の支援を得て、伊東玄朴邸の近くに再建されます。翌六〇年、あらためて幕府直轄の機関となり、大槻俊斎が頭取に就任しました。一八五八年、日野鼎哉《ひのていさい》（一七九七～一八五〇）が京都に、緒方洪庵《おがたこうあん》（一八一〇～一八六三）が大坂に「除痘館」を開設しました。

お玉ヶ池の種痘所では蘭方が教授され、一八六一年西洋医学所に改称されました。大槻の死後、緒方洪庵が頭取となり、医学所と改称し、松本良順《まつもとりょうじゅん》（後に、松本順、一八三二～一九〇七）が跡を継ぎ、明治政府が成立すると、大学東校などと名前が変わり、東京大学医学部となりました。

佐賀藩領には、「引痘方」という種痘実施所が開設されました。安政三年（一八五六年）四月のある日に藩医が松浦郡立岩《たていわ》村にやってきて、四人の村医が手助けして種痘を実施しました。庄屋の協力もあり、村人たちも種痘をきちんと行ってほしいと願ったのです。一週間後に善感したかどうかを検査し、種痘済みの印鑑を交付しました。費用は全額藩費でまかなったようです。

そうした状況を研究した青木歳幸は、佐賀藩の試みは「引痘方」から派遣された医師が領内をまわり、村医に接種法などを指導し、庄屋がこれを助け、その費用を藩が負担するという、現代の地域医療体制の原点だったと述べています。それを主導したのは、蘭方医の大石良英《おおいしりょうえい》と大《おお》庭《ば》雪斎《せっさい》(一八〇五〜一八七三)でした。大石は、伊東玄朴の門人、大庭は緒方洪庵と同門でした(青木歳幸『江戸時代の医学——名医たちの三〇〇年』)。

「壬生の蘭学」

琉球王国が戦略的な天然痘対策を進めていたことにくらべると、江戸時代の日本は天然痘対策としての人痘には積極的ではありませんでした。また、種痘についても同様で、天皇家を例にあげると、一八六七年には孝明天皇が天然痘で亡くなりました。積極的だったのはむしろ上述の佐賀藩のような地方で、長崎、大坂や江戸から諸藩に広がった蘭学や蘭方医が種痘の導入のために大きな役割を果たしました。

「壬生《みぶ》の蘭学」で知られる現在の栃木県の状況を見てみましょう。梁田《やなだ》郡羽村(現在の足利市)で壬生藩の藩医の家に生まれた齋藤玄昌《さいとうげんしょう》(一八〇九〜一八七二)は、江戸で蘭方を学び、モーニッケの痘苗を手に入れ種痘を試みました。斎藤が種痘に熱心だったのは六人の子どもを天然痘で亡くしていたからです。大田原藩医の北城諒斎《ほうじょうりょうさい》(一八二二〜一八九二)は人痘の経験があり、江戸に留学し、伊東玄朴門下の伊東玄民《げんみん》に師事し、その後、長崎で学び、お玉ヶ池の種痘所で手技を習得して種痘を熱心に進めました。お玉ヶ池の種痘所の開設を請願した一人である安藤玄《あんどうげん》昌《しょう》（一八二七～一八七六）は宇都宮藩の医師で、北城が用いた痘苗はお玉ヶ池の種痘所の系譜と推測されています。

栃木県塩谷町の「青木マサイ家文書」という医師の文書を発掘した塩谷医療史研究会の大嶽浩良らの研究によって、幕末から明治期の種痘の様子がよくわかるようになりました。「諸向控覚張」という文久年間から明治五年の宇都宮県設置までの種痘の実施記録からは、一八五九年、長澤仲庵《ながさわちゅうあん》という医師が宇都宮藩領をまわって種痘を実施したことが確認できます（大嶽浩良（編）『栃木の流行り病　伝染病　感染症』）。

日本における天然痘の流行と対策については、各地で詳細な研究が進められていますが、本書でその全体を紹介することはできません。蘭学と種痘のネットワーク、種痘の導入とその普及への関心が高く、人痘と種痘をめぐる学知の展開を詳細に論じた香西豊子『種痘という〈衛生〉――近世日本における予防接種の歴史』や青木歳幸、W・ミヒェル（編）『天然痘との闘い』（全四巻）は、種痘の導入史を詳細に検討しています。北海道のアイヌへの松前藩による強制種痘の歴史を論じた永野正宏『北海道天然痘流行対策史――アイヌ民族と安政年間の種痘を中心に』は、二〇二〇年からの新型コロナの流行の中で刊行されました。人痘や種痘は、予防医学の展開をよく示す事例で、不思議な偶然といえるでしょう。医師としての活動のかたわら、郷土の種痘導入史を論じ、中心人物の系譜を紹介した、二宮陸雄『種痘医 北城諒斎 天然痘に挑む』、深瀬泰旦『天然痘根絶史――近代医学勃興期の人びと』、富田英壽『天然痘予防に挑んだ秋月藩医 緒方春朔』なども貴重な情報を教えてくれます。さまざまな地域における種痘の導入と普及の歴史を掘り起こすことは、二〇二二年から開始された高等学校必修科目の「歴史総合」で、日本史と世界史を地域で融合するための格好の素材だと言えるでしょう。

天然痘と「疱瘡神」

天然痘は「疱瘡神《ほうそうしん》」という人間の恰好をした疫病神《やくびょうがみ》によってもたらされると考えられていました。「疱瘡神」を家に入れないためにお札を貼りましたが、なかなか防ぐことができません。そこで「疱瘡神」をまつる棚をつくってしめ縄をはり、赤い幣束《へいそく》を立て、赤飯とお神酒を供えて病気が軽く済むことを祈るようになりました。中国で広く信仰された厄除けの神の「鍾馗《しょうき》」や八丈島に流された源為朝《みなもとのためとも》が「疱瘡神」を防いで天然痘が流行しなかったという伝説をもとに「鎮西八郎為朝」などを描いた「疱瘡絵」を枕元に置くのもそのためで、魔除けのため赤一色で描かれるので「赤絵《あかえ》」と呼ばれています。

「疱瘡送り」という「疱瘡神」を村から追い出す風習もごく最近まで残っていました。栃木県では、赤い旗をもった子どもたちが「ホーソー様送レ、遠クサ送レ、コッチサ来ンナ、ホーイホイ」とはやす習慣が、種痘が普及した二〇世紀半ばまで残っていました。上述のように江戸時代末期に「壬生の蘭学」と呼ばれるほど多くの蘭方医が活躍し、種痘を導入して天然痘との闘いが進んだ地方でもこうした風習が長く残っていたのです。

同じく栃木県の宇都宮には「黄ぶな」という名前の張り子の郷土玩具があります。天然痘が流行したとき、町を流れる田川でとれた黄色いフナを患者に食べさせると病が癒えたという言い伝えがあり、正月に「黄ぶな」を飾って無病息災を祈るようになりました。魔除けのための赤色の顔をもち、黄色の胴体に三本、背びれに五本の線が描かれています。奇数は縁起を意識したものでした。農家の副業として作られていましたが、三〇年ほど前に途絶えていました。それを民俗学者で栃木県立郷土資料館長をつとめた尾島利雄の誘いで、小川昌信が福島の天然痘除けのための三春張り子の技術を習い復活させました。新型コロナが流行すると、「黄ぶな」は疫病除けとしてブームになりました(小川昌信「無病息災 祈りの「黄ぶな」」)。

二〇世紀半ばまでは感染症で命を落とすのは日常的なことでした。一九〇九年に上州高松村(現在の栃木県筑波村)に生まれた寺崎テイの日常生活を描いた、船曳由美『一〇〇年前の女の子』という興味深い本があります。船曳は寺崎の娘で、一九三八年生まれ、大学を卒業後、雑誌『太陽』の編集者をへて、母への聴き取りをもとにこの本を書きました。船曳は、「(墓前に供えられた）もちを隠れて食べると顔に疱瘡のような吹き出物が出来る」（文春文庫、一七八頁）という言い伝えを記録しています。麻疹と疱瘡はとても身近な病気で、「越中富山の薬でもダメ」という語りも聴き取っています（同、二〇八頁）。

種痘という近代化――強制種痘の開始

明治時代の初期、種痘などの衛生行政を管轄したのは文部省医務局でした。お玉ヶ池の種痘所の系譜をひく、大学東校（現在の東京大学）に種痘館が開設されたからです。一八七五年に内務省衛生局が設置されると、衛生行政は内務省に移管され、「天然痘予防規則」（一八七六年）によって、まず幼児への種痘を義務づけ、その後、各地で強制種痘が始まりました。種痘を怠った場合には届け出なければならず、罰金も導入されました。種痘済証を持っていない場合には戸籍を移動できません。しかし、導入当初には何かと理由を付けて種痘を受けない者も少なくありませんでした。種痘を受けると牛の角が生えてくるという流言もさかんで、依然として忌避も多かったのです。

栃木県は、一八七三年に種痘所規定を定め、各地に種痘所を設置しました。一八七六年から強制となり、生後一年以内に一回、その後、五年から七年の間隔で二回の合計三回の接種が義務づけられました。種痘所は常設機関ではなく、春と秋に衛生区ごとに臨時に開設されました。

高額な費用も忌避の原因となっていたため、喜《き》連《つれ》川《がわ》種痘所では富くじを販売して費用を捻出しました。一九〇九年の種痘法では、善感しない場合は翌年に再度種痘を受けることを義務づけ、戸籍簿や学齢簿を活用して実施実績を向上させました。この時期の様子を示す農民の絵日記が残っています(図1)。渡辺清という当時一五歳の少年が書いたもので、一九〇八年二月二九日、渡辺少年は、「油や」という屋号の朽木田家で添田兼松・阿見良作の両医師から種痘を受けました。一貫して問題だったのは、経費やワクチンの有効性と同時に、打つ側と打たれる側の信頼関係でした。

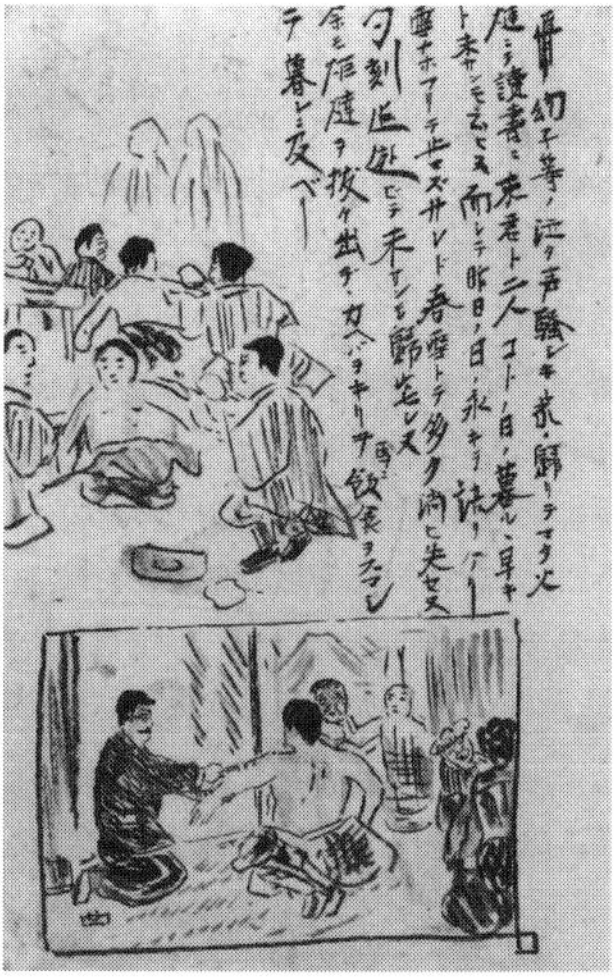

図1　塩谷郡の渡辺清の絵日記に描かれた種痘の様子，ひげの人物が添田兼松医師(出典：さくら市ミュージアム荒井寛方記念館『幕末・明治・大正 しおやの医療史』2016年，65頁)

種痘が普及したのは、それこそが近代化だという意識が広まったからでした。強制種痘の効果は大きく、天然痘の流行は抑制されました。本書では詳しくは述べませんが、種痘は植民地でも進められました。植民地を健康的な状況のもとで管理することは統治の要諦で、英領インドや仏領インドシナなどと同様に、日本も台湾や朝鮮、満洲でさかんに種痘を実施しました。この過程を、「身体の植民地化(colonizing the body)」と表現し、福音として意識されてきた医療や公衆衛生こそが植民地統治の中核に位置していたことを明らかにしたのが英国のD・アーノルドで、この考え方は、現在の医療社会史の研究にパラダイム・シフトをもたらしました(デイヴィッド・アーノルド『身体の植民地化――一九世紀インドの国家医療と流行病』)。

種痘とGHQ

第二次世界大戦後の連合国軍による日本占領では、ドイツをモデルとして整備された戦前期の医療や衛生行政が再編されました。GHQは衛生行政を内務省警察部衛生課から都道府県衛生部に移管し、保健所法を改正して人口一〇万人当たりに一保健所を設置し、地方の衛生行政を整備しました。保健所自体は、一九三七年の保健所法を根拠として、一九四四年に約七七〇か所設置されていました。戦時体制下の「健兵」政策とも深く関係したものだったことはすでに第一章で触れました。

GHQの介入にともなう衛生行政の断絶と継承は、公衆衛生をめぐる歴史研究の重要なテーマです。キィ・パーソンはGHQ公衆衛生局のクロフォード・F・サムス大佐(一九〇二～一九九四)で、ドイツモデルから米国モデルによる体制に転換し、衛生行政を再編しようとしました(C・F・サムス『GHQサムス准将の改革――戦後日本の医療福祉政策の原点』)。しかし、抵抗も大きく、歴史的な評価もさまざまです。

文部省の管轄下にあった東京大学伝染病研究所も厚生省に移管することが求められました。東京大学伝染病研究所は、もともと北里柴三郎(一八五二～一九三一)が一八九二年に設立した大日本私立衛生会附属伝染病研究所(一八九九年から国立伝染病研究所)を一九一四年に東京大学が吸収して開設したものです。北里やその一門の研究者は、これに反発して同年に北里研究所を開設し(伝染病研究所移管事件)、感染症研究の拠点とすると同時に、一九一七年、後に慶應義塾大学医学部となる医学校を創設しました。本書で紹介する感染症対策の歴史に慶應義塾大学と関係の深い研究者がたびたび登場する背景には、こうした歴史があります。サムスの改革案は強力な反対にあいますが、一九四七年、東京大学伝染病研究所を半分に割って、東大に医科学研究所が設立され、分離独立した機関は厚生省管轄下の国立予防衛生研究所となり、一九九七年に国立感染症研究所と名称を変更しました。二〇二〇年からの新型コロナ対策で重要な役割を担ったことは記憶に新しいところです。二〇二五年には国立国際医療研究センターと合併し、国立健康危機管理研究機構となることが決まっています。

占領下で天然痘対策を担ったのはGHQの防疫課でした。連合国軍施設で働く日本人への種痘とともに天然痘流行地域への種痘を進め、ワクチンの生産体制も整備し、強制種痘を再開しました。一九四七年に約六〇〇〇万人(当時の人口は、約七八〇〇万人)への強制種痘を実施し、町内会や職場に種痘所を設置するとともに、繁華街での無料種痘を実施しました。米軍を中核とする占領軍将兵やその家族を天然痘から守ることが第一義的な目的でした。敗戦後の日本社会は食糧難などによって極度の栄養状態の悪化に直面し、海外からの引揚者がたくさん日本にもどってきたため(軍人・軍属約三〇〇万人、民間人約三〇〇万人)、さまざまな感染症が流行していました。占領軍は感染症対策を日本統治の正当性を示すために利用しましたが、強制種痘によって、一九四六年に一万七〇〇〇人だった天然痘の患者は、翌一九四七年には三八六人に激減しました(手塚洋輔『戦後行政の構造とディレンマ——予防接種行政の変遷』)。

予防接種の時代

占領下の一九四八年、予防接種法が制定され、定期接種および臨時接種による合計一二種類ものワクチン接種が法定化されました。日本でも戦時下に開始されたBCGに加え、ジフテリアや発疹チフスなどGHQが強く要請したワクチンが含まれていました。手塚洋輔は、この法律は「その基本的枠組みを旧来の種痘法に準拠しつつ、GHQによる強硬な占領政策を接木したものであった」(『戦後行政の構造とディレンマ——予防接種行政の変遷』七三頁)と述べ、感染源対策、感染経路対策、感受性対策を組み合わせるべきところが、予防接種による個々人の感受性対策に力点を置き、予防接種が顕著な効果をあげたため、生活環境などの社会資本の整備があまり進まず、それを厚生省自身も認識していたと指摘しています。これは感染症対策における個人への公衆衛生的な介入と衛生環境整備の相克を指摘したもので、さまざまな感染症対策にあてはまります。もちろん、新型コロナを経験した私たちの今日的な課題でもあります。

予防接種法は、接種しない場合の三〇〇〇円以下の罰金の規定も定めていました。敗戦によって、それまで衛生行政を支える基盤として機能していた隣組や衛生組合が廃止されたため、予防接種がどの程度実施できるかが危惧されました。しかし、一九七六年に罰則規定が廃止されるまで、一度も罰金が科せられた事例はありません。全額無料での実施だったこともその理由でした。戦前の種痘法を継承し、予防接種記録を市町村が個人カードによって管理し、転居の際に転居先の市町村に送付する仕組みも導入されました。しかし、事務作業の負担が大きく、市町村の接種台帳と母子手帳への記録のみが残りました（手塚洋輔『戦後行政の構造とディレンマ——予防接種行政の変遷』）。

予防接種行政ではさまざまな問題がもちあがりました。結核対策としてのＢＣＧの有効性をめぐる論争、アジアかぜ（一九五七年、中国を起源とする新型インフルエンザ）へのワクチンの不足、ポリオ（急性灰白髄炎）をめぐるソ連製の経口生ワクチンの輸入認可をめぐる論争などがそれです。種痘は一八世紀末に開発され、それからおよそ二〇〇年という時間をかけて、安全性を確保するための努力が続けられてきました。しかし、技術的な安定をみた二〇世紀後半になっても、依然としてワクチンによる被害が発生し、医療事故(作為過誤)を契機に、強制種痘の存続が政治問題化しました。

一九七〇年代、米国や英国があいついで強制種痘を廃止する中で、一九七三年、日本で一八年ぶりに天然痘患者が発見され、廃止はいったん棚上げとされました。同年、予防接種禍集団訴訟が提起されました。種痘、インフルエンザ、混合ワクチンなどによって子どもを亡くした親や、重たい後遺症に悩む子どもを持つ親たちがワクチン行政の責任を追及し、国家損害賠償請求訴訟を起こしたのです。裁判は長期化し、最終的な和解には二六年の時間がかかりました。この提訴を契機として、一九七六年、「予防接種健康被害救済制度」が導入されました。自らの子どもが種痘によって重い障がいを持つことになった吉原賢二の記録から、その状況がよくわかります(吉原賢二『私憤から公憤へ——社会問題としてのワクチン禍』)。

一九九四年の法改正によって、予防接種行政は大きく変化し、現在の勧奨接種と個別接種体制へと転換しました。二〇二〇年からの新型コロナのワクチン接種では、国産ワクチンの開発の遅れ、外国製ワクチンの確保と安定的な供給、全国民および居留外国人を対象とした接種券の送付をめぐる行政事務、接種会場の確保、接種のための業務の委託とそのあり方、副反応など、問題が噴出しました。その背景には、ワクチン行政の転換がありました。

天然痘の根絶

二〇二三年五月九日の新聞に、蟻田功《ありたいさお》（一九二六〜二〇二三）の訃報記事が載りました。蟻田は熊本医科大学（現在の熊本大学医学部）を卒業後、厚生省（現在の厚生労働省）に入り、WHOアフリカ事務局やジュネーヴ本部で長く活躍し、一九七七年から天然痘根絶対策本部長（二代目）となりました。その尽力が一九八〇年の「天然痘根絶宣言」につながったのです。コロナ禍の中で知り合いになった新聞記者にお願いして調べてもらったところ入院中とのことで、お話を伺う機会を逸しました。私が感染症の歴史学を専門とするようになってから、多くの感染症研究者にお目にかかり、お話を伺いましたが、機会を逸した方も少なくありません。感染症の歴史学を本格的に研究するようになるのがもう少し早ければと考えることもあります。蟻田もその一人です。二〇二三年三月一七日に九六歳で亡くなったとのこと。その公表が新型コロナの感染症法上の類別を変更し、対策が本格的に緩和された五月八日だったことはある種の縁のように感じられました。

天然痘根絶計画の一環として、エチオピアで天然痘封じ込めのために、村々をまわって種痘を行ったのが木村英作です。もっとよくお話を伺いますとお願いしておきながら、月を眺めてお酒を嗜んでいるところで私も付き合ってしまうので、インタビューを残すことができずにいます。増田研・猪狩友美(編)『別冊　木村英作　一九七三〜七四年、天然痘を追い詰めた記録』は、木村が海外技術協力事業団(OTCA、現在のJICA)の専門家としてWHOの天然痘根絶計画に参加した時の記録です。現在、長崎大学が関係資料を保存しています。

WHOは一九六六年から天然痘根絶一〇か年計画を開始しました。この時期、天然痘は三〇か国以上で依然として猛威を振るっており、年間の患者数は一〇〇〇万人から一五〇〇万人、亡くなる人も二〇〇万人という多さでした。WHOは種痘の普及によってその抑制を図ります。木村がWHOのプロジェクトに参加したのは一九七三年のことで、日本の青年海外協力隊の活動も含め多くの活動が功を奏し、一九七九年にエチオピアで天然痘の根絶が宣言されました。この冊子では木村の経験が随所で紹介されています。その方法は、患者を発見して、その周囲に種痘を行うことでした。患者を発見することが必要で、木村によると「不思議なくらい有力」だったのは、あらゆる場所で天然痘患者を見たり聞いたりしたことはないかという質問を行ったことでした。木村によると、エチオピアでも人痘が行われており、それが天然痘の抑制につながる場合もあれば、逆に、流行させる要因となったことも伝えています。木村はその後、リンパ系フィラリア症などの寄生虫症対策にも従事しました。

感染症対策では、患者の発見はとても大切です。それはフィールドに密着した対策で、それが有効だったことは地域における感染症対策の本質を示しています。新型コロナのパンデミックで、日本ではクラスター対策という患者の発見が重視されたことが想起されます。

天然痘のレッスン

ウィリアム・スチュアート米国公衆衛生局長官は、一九六九年の米国議会での報告の中で、「感染症の教科書を閉じ、疫病に対する戦いに勝利したと宣言するときが来た」と述べました。天然痘根絶計画が進展し、専門家のあいだでも人類の脅威となってきた多くの感染症の根絶は可能だという考え方が広がりました。しかし、それは誤りでした。二〇世紀末のＨＩＶ／ＡＩＤＳのような未知の感染症である新興感染症、いったん抑制に成功した感染症の再流行や耐性を原因とする感染症の流行(再興感染症)が顕在化しました。そして、二〇二〇年からは新型コロナのパンデミックに直面したのです。

天然痘は人類に大きな影響を及ぼした感染症の一つです。命を落とした人々も多く、感染の経験のない地域(免疫を持たない地域)に拡がると、爆発的な流行となることがありました。代表的なのは、前述した「コロンビアン・イクスチェンジ」にともなう、旧世界から新世界への感染、免疫を持たないアメリカ先住民の激減でした。影響の程度をめぐっては議論もあります。また、天然痘以外の麻疹などの感染症の影響も含め総合的に考えることも必要です。

天然痘と人類との長い関係の中で、人類は患者との接触によって天然痘が拡がることを経験的に学び、人痘というわざと天然痘にかかることによって免疫を獲得する対策も選択しました。一八世紀末になると種痘(牛痘)が開発され、世界中に拡がりました。その背景には、天然痘の抑制をめざす多くの人々の努力があり、種痘をめぐる学知のネットワークは植民地主義の展開とともに拡がりました。世界中で種痘が普及し、天然痘が制圧されたのは二〇世紀後半のことです。WHOや米国CDCが天然痘根絶計画を進め、東西冷戦の下でも粘り強く種痘を普及させ、ついに根絶に至りました。その過程では、蟻田功や木村英作などの日本人学者も大きな役割を果たしました。皮肉なことに、本章のはじめに述べたように根絶に成功した天然痘は細菌兵器としてバイオテロに使用されることがもっとも危惧される感染症となっています。

天然痘が根絶できたのはなぜでしょうか。他の感染症とは異なるいくつかの理由が指摘されています。まず、患者の特定が容易だったことです。感染すると発疹が必ず起きたからでした。ヒトにしか感染しないことも幸いしました。優れたワクチンが開発され、安価で凍結乾燥によって長期保存が可能だったことも好条件となり、途上国も含め世界各地に拡がりました。DNAをゲノムとして持つウイルスだったため、RNAウイルスの新型コロナに比べれば、突然変異によるワクチンへの耐性が生じにくく、単一のワクチンを活用できたことも幸運でした(日部幸博・北川善紀『病原体の世界』)。

中国大陸や朝鮮半島からの天然痘の伝播と流行、人々の意識の変化、人痘や種痘の導入と普及、近代化と種痘の拡大、ＧＨＱの介入など、日本の天然痘対策は、その時々の世界史と深く関わっています。多くの日本の医学者や公衆衛生専門家がさまざまな貢献をしたことも天然痘の世界史の一コマです。他方、種痘を忌避する動きも強く、強制種痘は社会的問題を惹起しました。ワクチン接種の制度化は、医療行為を経路として政府と個人を結びつけるもので、それは植民地でも同様でした。第二次世界大戦後、ＷＨＯなどが天然痘根絶計画を進め、一九八〇年、ついに根絶宣言が出されました。冷戦体制の下でも地道に進められた国際的な協力がその重要な要因でした。

二〇二〇年の初め、新型コロナのパンデミックが発生すると、人口規模の小さな島嶼国家は厳格な出入国管理（水際対策）を選択しました。歴史の中で未知の感染症が流行して国家の存立自体を揺るがしかねない事例が現実にあったからです。世界を席巻してきた新型コロナのパンデミックの中で顕在化した問題をふりかえってみると、それらが天然痘の流行の歴史の中で起きた問題と共通するものであったことに驚かされます。天然痘の歴史は、新型コロナへのレッスンを私たちに示していてくれていたことにあらためて思いをはせる必要があるでしょう。

第三章

ペストのグローバル・ヒストリー

——パンデミックの記録と記憶——

ペストの現在

ペスト菌（*Yersinia pestis*）を病原体とする腺ペストは、二一世紀初期の現在でもアフリカ、南北アメリカ、アジアで散発的な発生があります。ペスト菌に感染しているネズミやリスを吸血したノミ（ケオプスネズミノミ *Xenopsylla cheopis*）がヒトを吸血すると感染します。ペスト菌がリンパ節に到達し、リンパ腺が腫れて激しい痛みを感じることから腺ペストと呼ばれます。ペスト菌が脾臓や肝臓、骨髄に広がると免疫系が過剰な反応を起こし、高熱、頭痛、悪寒などの症状が起きます。敗血症をともなって体じゅうに内出血が起こり、壊死《えし》によって黒く変色するため黒死病（Black Death）と呼ばれてきました。腺ペストの末期患者が肺炎を起こし、ペスト菌が飛沫となってまき散らされ、それによって起こるのが肺ペストです。ヒトからヒトへと感染し、大流行を引き起こすこともありました。

二一世紀になってからも、二〇〇四年から一五年には世界で五万六七三四人のペスト患者があり、四六五一人が亡くなりました。死亡率は八％を超え、かなり高いといえるでしょう。マダガスカル、コンゴ、タンザニアでの発生が多く、アジアではベトナム、インド、ミャンマー、中国などで患者が確認されています。しかし、抗菌剤も有効で、衛生条件の改善やネズミやノミの駆除が進み、歴史の中での感染症の代名詞であったペストは、現在、管理可能な感染症になりました。

カミュの『ペスト』は最も有名な感染症文学の一つです。北アフリカのアルジェリアの一都市が舞台で、ネズミの死骸がたくさんころがっている描写から始まり、ペストの流行の下での閉塞感に満ちた人々の暮らしを描いています。カミュはナチス・ドイツ占領下のフランスでの生活を暗喩したとされます。新型コロナのパンデミックによって外出が規制され、ステイホームが求められる中で、手にした方も多かったようです。

ペストは、歴史上もっともよく知られている感染症だと言ってよいでしょう。新型コロナのパンデミックの中でも、中世ヨーロッパの黒死病が取り上げられることも多かったのです。実は、黒死病がペストだったかどうかについては長い間さまざまな議論がありました。炭そ菌説、あるいはエボラ出血熱に類似した感染症だったとする説も出されました。しかし、黒死病で亡くなったとされる人が埋葬されている中世の墓から回収された人骨のDNAが分析され、黒死病はやはりペストだったことが確かめられました。この点では、論争に一定の終止符が打たれたと言ってよいでしょう。しかし、黒死病の起源やその伝播をめぐっては依然としてさまざまな説があります。

W・マクニールは『疫病と世界史』の中でユーラシア大陸の東西を緊密につなぐ役割を果た

したモンゴル帝国が雲南起源の腺ペストをヨーロッパにもたらしたと主張しました。一四世紀から一七世紀まで、ヨーロッパではペストの流行が断続的に続きます。ところが、一八世紀になるとペストの流行はほとんど見られなくなりました。その後、流行の起点となったのは東アジアで、一九世紀後半、腺ペストは中国の広東省で流行し、一八九四年に香港で感染爆発が起こりました。この時、A・イェルサンや北里柴三郎が香港で調査研究を行い、ペスト菌を発見しました。その起源が雲南と確定され、ペスト研究は飛躍的に発展しました。そのため、マクニールは中世ヨーロッパの黒死病の起源を雲南に求め、その西進の要因をモンゴル帝国のユーラシア支配に求めたのです。

黒死病がアジアからヨーロッパにもたらされたというマクニールの説は、ダイナミックな感染症のグローバル・ヒストリーとしてたいへん魅力的です。この説は大きな影響力を持ち、私もいくつかの著作の中で紹介したことがあります。高等学校の世界史教科書でも、マクニール説にもとづいて中世ヨーロッパの黒死病の起源を説明している場合があります。しかし、人骨から採取したDNAを解析した研究を活用することで、米国の歴史学者M・グリーンはマクニール説を批判し、その起源が中央アジアのキルギスタンあたりだったという説を主張しています(Monica H. Green, The Four Black Deaths)。黒死病の起源については後であらためて検討します。

DNA解析を用いた研究の進展によって、ペストをめぐる歴史学研究は新たな展開を見せています。こうした研究手法を開発したのは、遺伝学者のスバンテ・ペーボ（ドイツのマックス・プランク進化人類学研究所）で、ネアンデルタール人の骨からDNAを採取し、私たちホモ・サピエンスもネアンデルタール人から受け継いだ遺伝子を持っていることを明らかにしました。つまり、ネアンデルタール人とホモ・サピエンスは交雑していたのです。ペーボはこの研究によって二〇二二年にノーベル生理学・医学賞を受賞しました。DNA研究が飛躍的に進展したのは大量のゲノム解析が高速でできる「次世代シークエンサー」が開発されたからで、新型コロナのパンデミックの中でよく知られるようになったPCR検査はDNAの調査研究に不可欠でした。ヨーロッパ人が新型コロナに感染すると重症化しやすいのはネアンデルタール人由来の遺伝子によるという報告も私たちを驚かせました（篠田謙一『人類の起源――古代DNAが語るホモ・サピエンスの「大いなる旅」』）。

新型コロナのパンデミックの中で、日本でも黒死病に仮託したさまざまな言説が登場しました。しかし、一九世紀末のペストまで、日本での発生は確認できません。むしろ、「ペストの不在」こそが日本における感染症の歴史の特徴の一つです。そこで、あらためて、ペストのグローバル・ヒストリーを見直してみることにしましょう。

シゲリスト『文明と病気』

ペストのパンデミックは、六世紀のユスティニアヌスのペスト（第一次流行）、一四世紀からの黒死病の流行（第二次流行）、一九世紀以後の世界的な流行（第三次流行）とするのが一般的です。

H・E・シゲリストも『文明と病気』の中で、三回にわたるパンデミックを紹介しています。シゲリストが歴史に大きな影響を与えた感染症として取り上げているのはペスト、発疹チフス、マラリアの三つでした。特に、「ペストよりも西欧側の世界の生命に深刻な影響をおよぼした流行病は確かに少なかった」（『文明と病気』上、一六七頁）と述べ、中世都市の発達とともに起きた劣悪な衛生条件をその背景として指摘しながら、「その結果鼠が都市を荒し、十四世紀から十七世紀まではペストの流行はひんぴんと起こり、生命という重税をとりたてた」（同、五六～五七頁）と述べています。シゲリストの中世ヨーロッパのペストに関する記述は現在でもペスト史をめぐる理解の基礎となっています。

H・E・シゲリスト（一八九一～一九五七）は、スイス国籍で、パリに生まれ、チューリヒのギムナジウム時代にギリシア語、ラテン語、イタリア語、英語、アラビア語、ヘブライ語を学び、チューリヒ大学哲学科でサンスクリット語、ロンドン大学で中国語を学びました。一九一一年から一七年にチューリヒ大学とミュンヘン大学で医学を学び、第一次世界大戦に軍医として従軍しました。その後、多彩な言語＝文化環境と医学、軍医としての経験を基礎にライプチヒ大学で医学史を学び、一九二一年から同大学で医学史を講じ、一九二五年に教授、医学史研究所長となりました。一九三一年から米国のジョンズ・ホプキンス大学の教授、医学史研究所長をつとめ、第二次世界大戦後にイェール大学の研究員となりました。イェール大学は関係の資料を整理・公開しており、シゲリストの研究の軌跡をたどることができます。

ヨーロッパで第二次世界大戦がはじまっていた一九四〇年一一月から一二月、シゲリストはコーネル大学で出張講義を行い、それをもとに、一九四三年に『文明と病気』を公刊しました。同書は、感染症だけではなく、精神疾患や労働災害なども含め、病気と社会の関係を多彩な事実とともに紹介し、医学の発達を基礎に病気と人類の関係を、文明、経済、社会生活、法律、歴史、宗教、哲学、科学、文学、美術、音楽、科学技術などから論じています。ヨーロッパでの戦争は、その筆致に大きな影響を及ぼし、「その発展の過程において、文明はしばしば健康に有害な条件をつくり出した。文明には利点もあったが、多くの危険と病気の原因をもたらした」(『文明と病気』上、六頁)と述べています。

シゲリストは感染症対策としての公衆衛生の重要性、政治的な役割にもたびたび言及しています。同時に、この時代に医学を学んだ世代に共通する進歩への確信も持っていて、「医学は年若いが、その未来に関してはたいへん楽観的であってよい。そして病気の根絶という医学の最終目標は遠いが、もはや夢物語ではない」(『文明と病気』下、七〇頁)、「人間は自然に勝る力を獲得し、自分の生命を安全にするようその力を利用することを覚えた」(同、一四八頁)と言い切っています。シゲリストはソ連型社会主義を高く評価し、こうした達成がごく少数の国においてのみ実現しているとして、「片方で植民地の民衆を病気にたいして免疫させ、他方では彼らを搾取して飢餓に陥れることは恐るべきいたずらである。経済上の自由と教育とはあらゆる種類の公衆衛生の仕事の基礎である」(同、一五六～一五七頁)、「各人の健康と福祉は社会の関心事であり、国家、民族、宗教の境界を越えた人間の連帯責任は文明の真の規準である」(同、一六六頁)と指摘しました。この指摘が、二一世紀初期、新型コロナのパンデミックに直面した現代世界の課題と共通していることに驚かされます。

『文明と病気』をめぐる物語にもう一つつけくわえるべきは、いちはやく日本語に翻訳した松藤《まつふじ》元《はじめ》は、一九一〇年新潟県に生まれ、一九三四年東京大学医学部を卒業後、軍医となり、戦争中にシゲリストの翻訳を開始したことです。

新石器時代のパンデミック

人骨から採取されたＤＮＡの解析が可能になって、ペストのパンデミックをめぐっては、シゲリストの時代には知ることのできなかった事実が確認され、新たな知見が数多く示されるようになりました。注目されるのは、新石器革命の時代にも腺ペストが流行していたとするものです。農耕が開始されたヨーロッパにヤムナヤ文化が伝わり、ペストが流行して多くの人々が亡くなった可能性が指摘されています。

ヤムナヤ文化とは現在から四九〇〇〜四五〇〇年前に、ポントス・カスピ海草原と呼ばれるステップ地帯（現在のハンガリーからアルタイ山脈のあたり、その中心は現在のウクライナ）に出現した牧畜文化でした。免疫を持たないヨーロッパで腺ペストが流行し、多くの人々が亡くなって、ヨーロッパ社会は一変したとされ、それを裏づける発掘も相次いでいます。ラトヴィアの遺跡から発掘された人骨から、現在から四〇〇〇年前にペストが流行していたことを示すDNAが発見されています。そして、ペストはイギリスにも広がりました。

ユスティニアヌスのペスト

六世紀から八世紀、ユーラシア大陸の西側でペストが流行しました。遊牧民のフン族がもたらしたとされます。この時、ペストはエジプトのアレクサンドリア、パレスティナからシリアを経てコンスタンティノープル（五四二年）に伝播しました。時の東ローマ皇帝ユスティニアヌスもかかってしまったため、「ユスティニアヌスのペスト」と呼ばれています。コンスタンティノープルでは、三か月で三〇万もの人が亡くなったとされ、皇帝自身は一命をとりとめました（ピエール・マラヴァル『皇帝ユスティニアヌス』）。八世紀まで、コンスタンティノープルではペストがたびたび流行しました。それは、シチリア島、イタリア半島、バルカン半島、スペイン、フランスからイギリスにも広がり、およそ三〇〇〇〜五〇〇〇万人が亡くなったとされています。これを契機に、アラビア半島で勃興したイスラーム勢力が地中海世界やイベリア半島に進出しました。シゲリストは六世紀の「ユスティニアヌスのペスト」は古代と中世の境界線に位置し、地中海世界の歴史の転換点だったと述べています。ところが、中近東でペストが流行し、十字軍のような大規模な移動をともなう軍事行動が起きたとき、ヨーロッパ中世都市の衛生状態は決してよくなかったにもかかわらず、ペストの流行は顕在化しませんでした。

黒死病の流行

一四世紀から一七世紀、黒死病はパミール高原を経てインドへ、また、サマルカンドからペルシアへ広がり、一三四七年にコンスタンティノープル、アレクサンドリア、ダマスクス、アレッポからヨーロッパに伝播し、大流行となりました。一四世紀にはヨーロッパの人口の四分の一から三分の一にあたる二五〇〇万人から四〇〇〇万人が亡くなったとされています。死者数の推定には幅があり、五〇〇〇万人とする説もあります。人口の減少は社会制度としての荘園制を動揺させせました。また、ユダヤ人がキリスト教徒の井戸や泉に毒物を投入したため黒死病が起きたとされ、ヴェネツィア・パリ・ロンドン(一三四八年)、ウィーン(一三四九年)、モスクワ(一三五二年)などで、ユダヤ人への虐殺事件が発生しました。もっとも、ドイツではユダヤ人への迫害ののちに黒死病が流行したとする研究もあります(佐々木博光「黒死病とユダヤ人迫害──事件の前後関係をめぐって」)。英仏百年戦争も休戦せざるをえず、中世は黒死病の流行を契機として崩壊のきざしをみることになったとシゲリストは主張しています(『文明と病気』上、一七一〜一七四頁)。黒死病はその後、「その理由はまったく明白なのではないが、十八世紀の初期にペストはヨーロッパから消えてしまった。広汎に採用された検疫期間のような衛生的な手段が役立ったのは疑いないが、都市の一般衛生状態はなお著しく悪かった。どの都市にもみな鼠がはびこっていた」(『文明と病気』下、一五三頁)と述べています。こうした理解は黒死病をめぐる歴史解釈の基準となってきました。

西洋史家の瀬原義生はヨーロッパ諸国での膨大な研究を参照し、黒死病の影響を次のように要約しています。「一三四九年の大黒死病は、大量死を招いたが、それ自体としては、顕著な永続的影響を残さなかった。しかし、その後の、度重なるペスト禍と、それに伴う深刻な人口消耗は、一三七〇年頃になると、人口復原力を上回るにいたり、人口の減少の恒常化はしだいに厳しい経済的影響をおよぼす要因となった」(瀬原義生「大黒死病とヨーロッパ社会の変動」三四頁)。そのため、農産物価格が下落し、手工業製品との価格差が広がり、農業労働賃金と手工業労働賃金の格差はほぼ一世紀半にわたって解消されませんでした。農民の都市への流入が激化し、農村内部での移動も顕著となり、村落の共同体性は動揺し、新参者と土着農民とのあいだの紛争が絶えず引き起こされるようになりました。こうした長期的な影響こそが黒死病の衝撃だったのです。黒死病の影響を過大に見積もることなく、しかし、構造的な変化の背景となったという理解です。

黒死病の衝撃をめぐってはさまざまな考え方があります。ノルウェーの歴史家O・J・ベネディクトウの研究書は代表的な研究の一つです。人口動態への影響を重視し、ヨーロッパの人口の六割からそれ以上の人が黒死病で死亡したと主張しています(Ole J. Benedictow, *The Black Death, 1346–1353: The Complete History*)。黒死病によって多くの命が奪われたことは確かだとしながらも、その影響は一様ではなかったという批判もあります。人口のおよそ半分が死亡したとすると、農業や牧畜への影響は甚大で、生産力の維持が難しかったのではないかという疑問です。農業や牧畜に大きな影響が出たとすれば小麦の花粉が少なくなるはずです。タンポポの花粉が少なくなることは牧草地の減少をあらわします。一三世紀半ばから一五世紀半ばまでの約二〇〇年間にわたる約二六〇〇の地点を対象とする花粉分析にもとづいて、ヨーロッパ全体が黒死病の影響を受けたわけではなく、ギリシアやイタリア中部の被害は甚大だったものの、アイルランド、スペイン中部、リトアニアなどでは被害は小さく、むしろ生産が拡大していたのではないかという指摘があります(A. Izdebski et al., Palaeoecological data indicates land-use changes across

Europe linked to spatial heterogeneity in mortality during the Black Death pandemic)。

イタリアの都市国家では黒死病の流行をきっかけとして、感染を防ぐための行政機関が設立され、衛生事業が行政化されました。その一つは海港検疫でした。カルロ・M・チポラは、衛生事業の制度化と黒死病の流行の関係を分析し、一五世紀末期にミラノの衛生機関が発行を開始した「衛生通行証」を分析し、一六世紀末期になると同様の書類はその内容がしだいに詳しくなり、所持者の名前に加えて、本人の特徴を示す年齢、背丈、容貌が記載されるようになったことを紹介しています（M・チポラ『ペストと都市国家――ルネサンスの公衆衛生と都市』）。

感染の確認には最終的に個人の身体にかかわる情報が必要です。新型コロナのパンデミックの中で、さまざまなデジタル技術を駆使して感染の状況を確認する方法が導入されました。デジタル技術を駆使した感染確認と黒死病対策としての「衛生通行証」は、手法は異なっているとはいえ、感染症と個人の関係性という意味でその本質は変わっていないことを示しています。

黒死病の起源とマクニールのモンゴル帝国媒介説

ヨーロッパ中世の黒死病の起源をめぐっては、中央アジアのバルハシ湖、イリ川、イシク・クル湖周辺に住む齧歯《げっし》類《るい》の一種であるタルバガン（シベリアマーモット）がペスト菌を媒介するノミを持っていたとする説が多数派です（宮崎揚弘『ペストの歴史』）。しかしすでに触れたように、マクニールは『疫病と世界史』の中で、「ひとつの仮説」としながらも異なった説を主張しました。一三世紀からユーラシアの東西を支配したモンゴル帝国の騎馬軍団が雲南起源の腺ペストをヨーロッパにもたらしたというのです。

一三四七年以降、ヨーロッパが繰り返しペストを体験し続けたということと、一三四七年に先立つ五世紀半もの間、ヨーロッパの土地からこの病気がすっかり姿を消してしまっていたという二つの事実の間の際立った対照は、直前になにかドラスティックな事態が生じて、一挙にヨーロッパが感染の脅威に曝《さら》されることになった事実を示す。……そこでひとつの仮説として次のように考えられる。モンゴル軍が雲南省とビルマの略奪から帰還した一二五三年のすぐあと、パストゥーレラ・ペスティスはモンゴリアの野生の齧歯類の共同体に侵入しそこに根をおろした。以後年々歳々この感染症が大草原を西へと広がっていった。その際、感染したネズミとノミとヒトが知らぬ間にペスト菌を新しい齧歯類の共同体にうつすという形で、人間の移動に助けられることもあった。

(『疫病と世界史』中公文庫版、下、二四〜二六頁)

マクニール『疫病と世界史』は、さまざまな感染症と人類の関係をはじめて体系的に整理した感染症の歴史学の古典で、現在も大きな影響力を持っています。その中で、雲南起源説を提起したのは、一八九四年、香港における腺ペストの感染爆発の際に、A・イェルサンと北里柴三郎によってペスト菌が発見され、病原体が確認されたこと、その起源が雲南だったからです。マクニールに資料を提供したのは、Joseph H. Chaという米国の大学の華人学者で、その典拠は一九三九年に刊行された陳高傭『中国歴代天災人禍表』という文献でした。歴代王朝ごとの「天災」を水災・旱災・其他、「人禍」を内乱・外患・其他に分けて年表としたもので、疫病も「天災」の一つで、他の「天災」は、雹害《ひょうがい》、台風、蝗害《こうがい》(イナゴ)などでした。

モンゴル軍がチベット東部から雲南の大理に侵攻したのは一二五三年のことで、マクニールは、Chaが提供した資料では一三世紀における感染症の流行を確認できませんでした。しかし、一三三一年以後、元から明への王朝交替の時期の感染症の流行は確認できました。そこで、マクニールはペスト菌が雲南から中国に侵入したのは一三三一年だったとして、モンゴル帝国によってシルクロードを経由してペスト菌が西漸したと主張したのです。一三三八年から三九年、中央アジアのイシク・クル湖近くのネストリウス派キリスト教の商人集団で発生した感染症は、ロシアの考古学者の調査によって、腺ペストだったと推定されました。つまり、雲南起源のペストがモンゴル帝国の統治下、一三三一年からユーラシア大陸の東西交易を担う隊商によって都市から都市へと伝播し、ついに一三四七年クリミア半島に到達したと主張したのです。

悪疫は一三四七年、通商都市カッファを包囲攻撃していたモンゴルの一君主が率いる軍隊に突発した。このためモンゴル軍は攻囲を解いて引き揚げることを余儀なくされたが、その時すでに疫病はカッファ市内に侵入していて、ここから船舶によって全地中海世界、そして間もなくヨーロッパの北部と西部に広がった。（『疫病と世界史』下、三二～三三頁）

というのです。

マクニールが提起した黒死病の雲南起源説は、ペストの東アジア起源説、その西漸説で、第二章で述べた「コロンビアン・イクスチェンジ」にともなう天然痘などの旧世界から新世界への伝播、ユーラシア大陸と南北アメリカ大陸の疫学的な条件の統一＝「細菌による世界の統一」（E・ル＝ロワ＝ラデュリ『新しい歴史――歴史人類学への道』）との関係からも、とてもダイナミックな考え方です（飯島渉「「感染症の歴史学」と世界史――パンデミックとエンデミック」）。そのため、感染症の専門家もマクニールの主張に親近感を示しました。山本太郎『感染症と文明』は、ペストの初発地域を中央アジアとしながら、後に中国に伝播したペストが一三三四年に浙江で大流行したとし、同時に天山山脈の西北を経由するクリミア半島への伝播ルートの役割も指摘しています。しかし、マクニールが参照したChaの資料には一三三四年の記録はなく、浙江

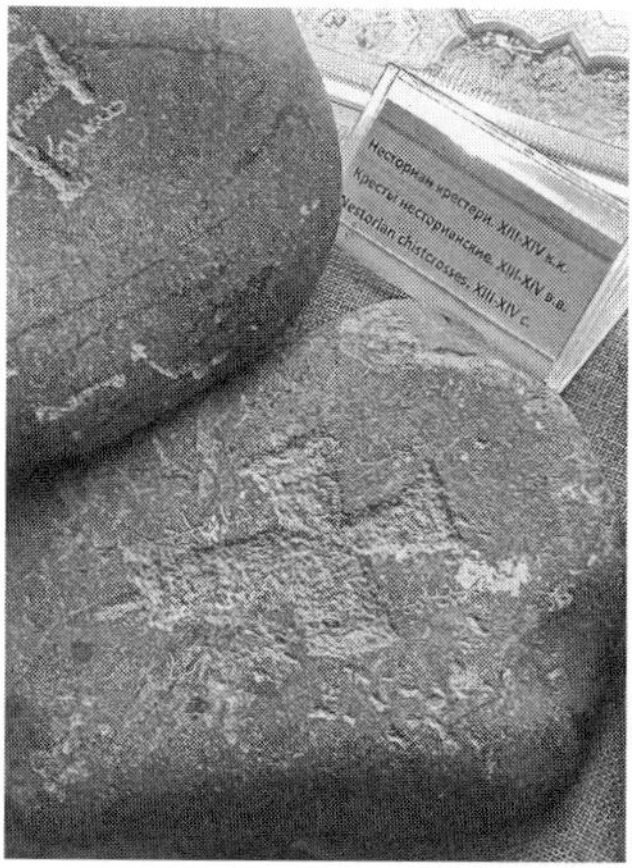
Несториан крестери. XIII-XIV к.к.
Кресты несторианские. XIII-XIV в.в.
Nestorian chistcrosses. XIII-XIV c.

図**2**　ネストリウス派キリスト教徒の墓石，キルギス共和国，イシク・クル湖西方のトクマク，ブラナの塔の博物館の展示(筆者撮影)

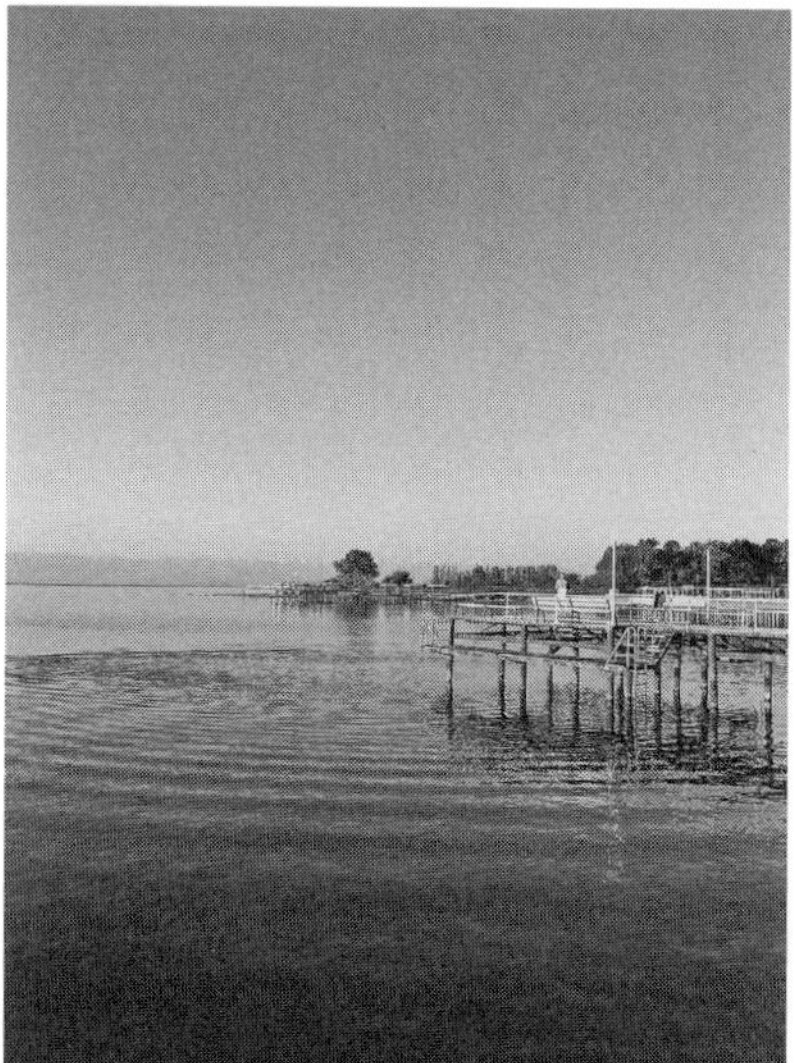

図**3**　イシク・クル湖北岸のチョルポンアタから天山山系を望む(筆者撮影)

での流行は一三〇八年と一三六〇年でした。山本が参照したのは、村上陽一郎『ペスト大流行──ヨーロッパ中世の崩壊』で、「中国大陸では、一三二〇年代終りごろから、旱ばつや洪水、地震、蝗害、飢饉に襲われ続けたが、一三三四年浙江地域で大旱ばつのあと、恐るべき悪疫が五百万に上る人びとの生命を奪った、という記録が残されている」(六二頁)という記述と思われます。しかし、村上はこの記述の典拠を示しておらず、一三三四年の浙江での流行の根拠は明らかではありません。

山本太郎は、G・モレッリらによるDNA解析を利用した研究(G. Morelli et al., Yersinia pestis genome sequencing identifies patterns of global phylogenetic diversity)にもとづき、ペスト菌の起源が中国である可能性が高いことを指摘し、同時に明代に南海遠征を行った鄭和《ていわ》の艦隊がインド洋からアフリカの東海岸にまで到達し(一四〇五〜一四三三年)、その結果、雲南起源のペストが海のシルクロードを経由して東アフリカに伝播したとする説も採用しています。その背景には、ムスリムの鄭和が雲南出身だったこと、東アフリカにもペストの起源があったとされることがあります(山本太郎『感染症と文明』五五〜五六頁)。鄭和の艦隊は三〇〇隻かつ乗員は三万人に及ぶ大規模なものでした。そうした船にペストに感染したネズミが紛れ込んでいて、中国から東アフリカにペストが拡がった可能性自体は否定できません。しかし、モレッリらもこれはあくまでも仮説であるとしており、アラブ商人によって伝播した可能性も指摘しています。何よりも、

ＤＮＡ解析の問題点は、変異や感染爆発の時期を数百年の時間軸でしか分析できないことです。分子生物学的な時間軸と歴史学の時間軸の差を埋めるのは容易ではありません。海のシルクロードの糸はいささか細いと考えた方がよさそうです。

黒死病のＤＮＡ解析

中世ヨーロッパへの黒死病の伝播をめぐって、ここ一〇年ほどのあいだに大きな研究の進展がありました。転機となったのは、上述のモレッツリやツゥイ・イーヂュンらによる研究でした(Cui Yujun et al., Historical variations in mutation rate in an epidemic pathogen, *Yersinia pestis*)。すでに触れたように、こうした研究はペストで亡くなったとされる人の墓から発掘された人骨からＤＮＡを採取し、現在のペスト菌の遺伝子情報と比較し、黒死病の起源に迫るものです。亡くなった人々が感染したペスト菌は、一九世紀末にイェルサンが発見したペスト菌と同じ種類であったことが確認されました。

上述した歴史学者のグリーンは、多くのＤＮＡ研究を歴史学の手法によって解釈し、黒死病の起源に関する研究を精力的に進め、雲南起源とするマクニール説を否定し、再度、中央アジア説を提起しました(Monica H. Green, The Four Black Deaths)。一九世紀の第三次流行の起源であった雲南にも中央アジアから伝播したという理解で、マクニールの西漸説を逆転させ、再度、東漸説を主張したのです。グリーンとは別に、チベット高原北東部の青海が一四世紀のペストの起源だとして、気候変動の下でのユーラシア大陸における変化をGreat Transition（大遷移）として描くのがブルース・キャンベルです（Bruce M. S. Campbell, *The Great Transition: Climate, Disease and Society in the Late-Medieval World*）。キャンベルは、政治的社会的変化の要因を気候変動の下での環境変化に求め、ペストのパンデミックもその要素として描いています。興味深いことに、キャンベルが青海説を採用した根拠も前述のツゥイらの研究です。

中国史上のペスト——開封の疫病はペストか？

中世ヨーロッパにおける黒死病の流行と同時期に中国大陸でもペストの流行があったかどうかは、感染症の歴史学における大問題の一つです。ペストの流行があったと主張しているのは、歴史人口学を専門としている曹樹基・李玉尚です（『鼠疫：戦争与和平——中国的環境与社会変遷（一二三〇～一九六〇）』）。もっとも、マクニール説を参照しながら、この時期のペストの起源は雲南ではなく熱帯アフリカであったとして、ペストは中近東や中央アジアから中国に東漸したという立場をとっています。曹と李がペストだったとする根拠の一つは死亡率の高さです。しかし、それだけでは証拠としては弱いと言わざるを得ません。一九世紀から二〇世紀の中国におけるペストの流行を詳細に検討したC・ベネディクトは、一九世紀以前に中国においてペストが流行した明確な記録は発見できなかったとしています（C. Benedict, *Bubonic Plague in Nineteenth Century China*）。前述の曹・李の研究への批判も少なくなく（Robert Hymes, Epilogue: A Hypothesis on the East Asian Beginnings of the Yersinia pestis Polytomy）、これらは、マクニールのペストの雲南起源説、西漸説への批判でもあります。

一二三二年、金王朝治下の汴京《べんけい》（現在の河南省開封）をモンゴル軍が包囲し、激しい戦闘が起こると、多くの人々が病気によって亡くなりました。『金史』はその様子を、「汴京大疫、凡五十日、諸門出死者九十余万人、貧不能葬者不在是数」（汴京で感染症が爆発的に流行し、およそ五〇日の間に亡くなって、埋葬のために城門から城外に運び出された人々の数は九〇万人以上にのぼった。ただし、貧しくて埋葬できなかった者の数はそれには含まれない）としています。それがペストだったとする説があります。

この時、城内で治療にあたっていたのが有名な中国医学の医師である李《り》東垣《とうえん》（李《り》杲《こう》、一一八〇～一二五一）でした。大地主の家に生まれた李は、母の病死に衝撃を受け、熱心に医学を学び、汴京で施療を行うかたわら、『内外傷弁惑論』などの医学書を著しました。金・元時代の医家を代表する医師で、『東垣十書《とうえんじっしょ》』は日本でも広く流布した中国医学の古典です。モンゴル軍の包囲の際に多くの人が亡くなったことは事実だとしても、李東垣はその原因を単に感染症の流行に求めるのではなく、当時の中国医学の処方にも問題があったとしています。

中国は感染症の流行の記録がたくさん残っている社会です。しかし、「大疫」や「疫」と記録されるだけで、それがどんな感染症だったのかを示す史料は多くありません。ペスト説への懐疑を述べている研究も少なくなく、依然として不明な点がたくさんあります（王星光・鄭言午「也論金末汴京大疫的誘因与性質」）。状況証拠でしかありませんが、戦乱や飢饉、また、寒冷な日が続く中で腸チフス（傷寒）が流行した可能性も否定できません。現在の見通しを述べておくと、ペストだと断定するには躊躇があります。長期にわたってモンゴル帝国の支配下にあった朝鮮半島でもペストが流行したという記録がないこともその理由の一つです。ペストの流行が、ヒトの免疫の有無や栄養条件とともに、ペスト菌を媒介するネズミやノミの生態と深い関係にあったことを考えると、中国史においてもこうした知見を蓄積し、分析を進める必要があるでしょう。

ロンドンの大ペスト

ヨーロッパに目を移すと、一七世紀になっても各地でペストの散発的な流行が発生していました。なかでも、一六六五年のロンドンでのペストの流行は、「大ペスト」(the Great Plague)と呼ばれる大規模なものでした。当時のロンドンの人口がおよそ四六万人と推定される中で、六万人以上がペストで亡くなったのです。こうした数字が判明するのは、死亡告知書が作成されるようになって、状況が詳細に確認できるからです。ところが、翌年に起こった「大火」(the Great Fire)をへて、一六七九年のわずか二件の発生報告を最後に、ロンドンでのペスト流行の記録は完全になくなったのでした。

ダニエル・デフォーの *A Journal of the Plague Year* は、『疫病流行記』(泉谷治訳、現代思潮社)や『ペスト』(平井正穂訳、中公文庫)、『ペストの記憶』(武田将明訳、研究社)として日本語訳されています。ある馬具商が一六六五年の大ペストの時期にロンドンにとどまったときの手記という設定のため、あたかもデフォー自身の経験をもとにしたものと誤解されやすいのですが、デフォーの創作です。デフォーは一六六〇年生まれで、大ペストの時にはわずか五歳でした。しかし、デフォーはペストを生き延びた人からたくさん話を聞いてこの作品を書いたのです。

「大ペスト」と「大火」の関係も含め、都市計画、感染症対策(隔離)、そして反カトリック運動という一見関係があまりないように見える事象に注目し、ロンドンがプロテスタントを中心とする「国民」とともに、中世的な都市から近代的な都市へと変貌してゆく様相を鮮やかに描いたのが、見市雅俊『ロンドン＝炎が生んだ世界都市――大火・ペスト・反カソリック』です。新型コロナのパンデミックの下で読み返してみると、隔離を行うペストハウスの存在や階級分化の中でペストへの感染の可能性が一様ではなかったことなど、新型コロナの中で私たちが見たものを彷彿とさせることに気づきました。その後、フランスのマルセイユで、一七二〇年から二一年に中東由来だと考えられるペストの流行があったものの、ヨーロッパではペストの流行はほとんどなくなってしまいます。

ペストの「発見」

もう一度中国に戻りましょう。一九世紀後半、「鼠疫《そえき》」＝腺ペストが雲南から広東省の各地に広がり、広州から香港に伝播すると（一八九四年）、香港での感染爆発を契機に、腺ペストの流行はエンデミックからパンデミックに変化しました。この時、香港には世界中からたくさんの学者が集まり、病原体の発見にしのぎを削りました。すでに紹介したように、フランス統治下のインドシナで船医として働いていたA・イェルサン（一八六三〜一九四三）もフランス政府とパストゥール研究所からの依頼で香港に向かいました。イェルサンはスイスで生まれ、ベルリンやパリで医学を学び、若くして学位を獲得し、フランス国籍を取得したのち、仏領インドシナで船医となっていました。日本の伝染病研究所からは北里柴三郎が香港に派遣されました。北里は、*Lancet*（ランセット＝手術用メスという名前の、現在でも最も権威ある医学雑誌）にペストの病原体を発見したという速報を投稿しました。続いてイェルサンも病原体の発見速報を投稿しました。

香港で行われたペスト菌の発見をめぐる競争は、病原性の強いグラム陰性菌を発見したイェルサンの報告が学界に認知されたため、イェルサン菌ペスト(*Yersinia pestis*)という名称が確定しました。イェルサンは、その後ずっと仏領インドシナに滞在し、一九四三年日本軍占領下のニャチャンで亡くなりました。「鼠疫」の流行が植民地統治を揺るがしかねないととらえた英仏などが研究者を派遣する中で、北里など日本の研究者がその競争に加わったことは注目されます。日本は英仏などとともに、植民地医学や帝国医療を推進する国の一つとなり、日本人学者は世界の細菌学や感染症の研究に急速にキャッチアップしたのです。一八九七年には、日本の緒《お》方《がた》正《まさ》規《のり》(東京帝国大学医学部衛生学教授、一八五三〜一九一九)が台湾で、フランスのP・ルイ・シモンがインドのボンベイで、ヒトへペスト菌を媒介するのがノミであることを発見しました。

　第二章でも紹介した富士川游『日本疾病史』には、黒死病への言及はありません。富士川が同書を刊行したのは一九一二年のことで、一八九四年の香港での感染爆発以後、日本でも小規模ながらペストが発生していました。富士川の理解は六世紀から一九世紀末まで、日本ではペストは発生しなかったというものです。香港から腺ペストが伝播するまでの「ペストの不在」が、日本の感染症の歴史の特徴でした。

ペストのグローバル化と日本

国際貿易の結節点であった香港で感染爆発が起こると、腺ペストは中国沿海地域、台湾、日本へ、また、東南アジア、インド、ハワイから北米へと拡がりました（飯島渉『感染症の中国史――公衆衛生と東アジア』）。インド洋を越え南アフリカなどにも伝播した背景には、英仏などの植民地主義の展開とともに、多くの中国人やインド人が商人や出稼ぎ労働者、移民としてそうした地域で活動したことがあります。南アフリカにもペストが伝播し、黒人の鉱山労働者の隔離が進められました。それがアパルトヘイト（人種隔離政策）のきっかけだったことはもっと知られてよいことがらです（峯洋一『南アフリカ――「虹の国」への歩み』）。

日本でも港湾都市を中心にペストの散発的な発生がありました。その規模は小さく、患者・死者とも総計で数千人程度にとどまりましたが、心理的な影響は大きく、一九世紀のコレラ対策の上にペスト対策を通じて感染症対策が整備されました。一八九七年の伝染病予防法では、コレラ、赤痢、腸チフス、天然痘、発疹チフス、猩紅熱、ジフテリアとともにペストが法定伝染病と定められました。一九〇〇年の神戸、大阪でのペストの発生を調査した北里柴三郎によると、ペスト菌はコロンボ、シンガポール、香港から伝播したもので、ボンベイからの棉花や中国米の輸入が重要な感染経路となっていました。

神戸の状況を安保則夫の研究から紹介しておきます。一八九九年、神戸で腺ペストの患者が発見されると、全市民を対象として検診が実施され、「下等労働者」や「貧民部落」を中心に対策が実施されました。ペスト患者の職業や年齢、発見場所が詳細に調査され、予防措置としての交通遮断などが実施されました。同時に、経済的な打撃も議論されています。ペストの蔓延を恐れて徹底的な対策を望んだ神戸市民もペストにともなう不景気の中で、対策の緩和を要求しました。神戸市のペスト対策で大きな問題となったのは、患者の発生した家屋などを焼却するか否かということでした。患者家屋の焼却がいったんは決定されながらも、買い上げに時間がかかり、その処分は翌年の一九〇〇年四月に持ち越されました。注目されるのは対策が市内中心部の「貧民部落」を周辺部へ再配置する動きと同時に進められたことでした。これはスラム・クリアランスと呼ばれ、世界中で同様の状況があり、人種差別とも連動していました（安保則天『近代日本の社会的差別研成史の研究』）。

ペスト対策の一つは、ネズミの買い上げでした。この時期、尾崎紅葉は、「霜の手の銭や鼠を売りて来し」という川柳をつくって、『読売川柳』（一九〇〇年二月）に発表しました。一九〇〇年一月から、東京市でも神戸市にならって買い上げを始めました。ネズミの死骸は交番で、生きたままのものは役所で買い上げていました。子どもが霜焼けの手でネズミを捕まえ、お金を手に入れた様子を詠んだのです。

一九〇〇年、ハワイ黒死病事件

腺ペストのグローバル化の中で発生した問題の特徴をよく示しているのが、ハワイのホノルルで起きたハワイ黒死病事件でした。ホノルルで最初の腺ペスト患者が発見されたのは一八九九年一二月のことで、チャイナタウンの中国人商店の店員でした。ハワイ当局は交通遮断や患者家屋の焼却、チャイナタウンに住んでいた中国人や日本人(この時期には、日本人も雑居していました)やハワイ人の隔離施設への収容を行ったのです。こうした中で、一九〇〇年一月、ホノルルで大火災が発生しました。この火災をめぐっては放火説もあったのですが、最新の研究は失火説を主張しています(ジェイムズ・C・モア『ホノルル ペストの火――一九〇〇年チャイナタウン炎上事件』)。

ハワイ黒死病事件の中で問題になったのが、焼却された家屋などの補償でした。中国人と日本人の共同組織がつくられハワイ当局に対して補償を要求しました。この時、中国人団体は当時の清朝政府に対して、すみやかな補償を行うよう米国政府に働きかけることを要望しました。日本人団体も日本政府に対して同様の要望を行いました。中国人団体は、「ハワイ当局は、防疫を理由としてホノルルのチャイナタウンを焼却し、また、在留中国人を隔離した。その補償として、一五〇万ドルを三年に分けて賠償するとしているが、一年にわずか五〇万ドルで、利子は支払わないという態度である。ホノルルの対策をめぐる補償は全体で一五〇万ドルとしているが、中国人の被害は少ない場合は数十ドルとはいえ、多い場合は、千ドルや一万ドルと言う者もあり、これを合算すれば百万ドルを超える金額になる。日本政府は、居留日本人の被害額六〇万ドルを、要望に従っていったん立て替え、後にこれを米国政府に請求するとのことである」（飯島渉『ペストと近代中国』四二～四三頁）として、清朝政府が外交ルートを使って米国政府と交渉することを要望しました。以上のように、ペストのグローバル化の中で、感染症によって人命が失われただけではなく、民族問題や植民地問題を背景とするさまざまな問題が表面化していったのです。この時期、中国でも感染症対策は政府の責任だという認識が広がりました。

ペストの中国史――伍連徳とポリッツァー

香港や台湾での流行は日本よりも大きなものでしたが、人口動態に影響する規模ではありませんでした。朝鮮半島ではペストの流行は見られなかったとされています。中国も同様で、ペストの流行が植民地主義の展開と衛生事業の制度化のきっかけとなったとはいえ、人口動態に影響を及ぼすものではありませんでした。例外はインドでした。二〇世紀半ばまでに総計で約一三〇〇万人から一五〇〇万人の死者を出しています。栄養不良や拙劣な衛生条件などをその要因として指摘することができますが、日本や中国においてペストの流行が限定的だったことと、インドとの状況の違いの原因は不明です。

一九一〇年から一一年にかけて、満洲で大規模なペストの流行が発生しました。シベリアに生息していたリス科のタルバガンとノミが媒介したもので、飛沫感染も発生し、肺ペストも流行しました。シベリア鉄道や南満洲鉄道などの鉄道網の整備を背景として感染が拡大し、流行は北京や山東省などにも広がりました。この時、およそ五万人から六万人が亡くなったとされ、流行が収束する中で、一九一一年奉天(現在の瀋陽)で国際ペスト会議が開催されました。満洲におけるペストの流行は、ロシアや日本による満洲における権益の拡大という帝国主義的な角《かく》逐《ちく》の中で発生しました。清朝政府は、英国や米国などから代表を招き、会議を国際化させ、ロシアや日本の勢力拡大を牽制しました。

この会議には、北里柴三郎はじめ多くの研究者が参加し、中国語、英語、日本語の報告書が刊行されています。中国語報告書の参加者リストには、A・イェルサンの名前はありませんが(重要な参加者であった北里との関係が推測できます)、満洲におけるペストの流行を契機にペスト研究は飛躍的に進展しました(飯島渉『感染症の中国史――公衆衛生と東アジア』)。中国側の責任者となったのは伍連徳《ごれんとく》(一八七九〜一九六〇)で、二〇世紀前半の中国における感染症研究、公衆衛生行政のキィ・パーソンの一人です。英領マラヤのペナンに生まれ(祖籍は広東省新寧県)、イギリス系の学校で教育を受け、英国のケンブリッジ大学で医学を学び、一九〇七年から天津の陸軍軍医学堂の副監督になりました。満洲でのペスト対策を指揮し、国際ペスト会議を開催し、一九一二年からハルビンに設置された東北防疫処の総弁(処長)として中国東北部の衛生行政を担いました。中華医学会の創設(一九一四年)にも尽力しています。中国国民党が中華民国政府を南京に設立すると、伍は上海に移り、一九三〇年から海港検疫管理処長兼上海検疫所長に就任しました。このポストは、中華民国政府が不平等条約を改正し、検疫権を回収したことを象徴するものでした。日中戦争が激化する中でペナンに戻り、一九六〇年に死去しました(Wu Lien-teh, *Plague Fighter: The autobiography of a modern Chinese physician*)。

第一章でも紹介したように、二〇二〇年、新型コロナへの対策として武漢市などで厳重なロックダウンを実施した中国では、その解除が目前となった三月末から四月初め、国営CCTVが満洲におけるペストの流行と伍連徳の貢献について、ドキュメンタリー番組を放映しました。伍は中国にマスク着用の習慣を導入した人物としても紹介されました。

伍連徳はペストをめぐる知見を中国語とともに英語で発表したため、国際的な影響力は圧倒的でした。伍は黒死病の起源は中央アジアで、ペストは中央アジアから中国に伝播したと考えていました(Wu Lien-teh et al., *Plague: a Manual for Medical and Public Health Workers*, p. 1042)。ペストの歴史をたどっていくと、伍がさまざまな知見を提供していることに気づきます。また、伍とともにペスト研究に従事したのがR・ポリッツァーでした。オーストリア人の医師で、第一次世界大戦中にロシアの捕虜となり、釈放後にハルビンの研究所の仕事に応募してきたことがきっかけで伍のもとでペスト研究に従事することになりました。ポリッツァーはハルビンと上海で伍に付き従い、第二次世界大戦後にはＷＨＯのペスト対策でも活躍しました(R. Politzer, *Plague*)。

細菌戦をめぐる記録と記憶

ペスト菌は細菌兵器として実際に使用されたことがあります。第二次世界大戦中、日本軍は満洲で研究開発を進め、中国の戦場で実際にペスト菌を散布しました。その被害は、戦争中だけではなく、戦後もさまざまな影響を人々に与え続けました。歴史学者として裁判で証言を行った上田信は、感染症への地域社会の対応に見る中国と日本の違いにも触れながら、戦争被害者およびその遺族にとってトラウマからの脱出は容易ではなかったと指摘しています(上田信『ペストと村——七三一部隊の細菌戦と被害者のトラウマ』)。

日本軍の細菌戦研究を基礎として、朝鮮戦争で米軍が中朝国境地帯で細菌戦を行ったという説があります。中国共産党はそれを理由として愛国衛生運動を発動し、多くの都市などで防空演習を行い、感染症の流行に関する大規模な調査を実施し、資料の収集を行いました。スウェーデンのストックホルムで会議が開催され、朝鮮戦争の際の細菌戦事件が議論されました。この会議には、中国科学史の研究者で、『中国の科学と文明』に代表される多くの業績を残したジョセフ・ニーダムも参加していました。この問題は現在でも多くが謎のままになっています。

第一章で述べたように、新型コロナの起源をめぐっては、依然として議論が続いています。中国起源で野生動物からの感染が疑われる中で、ウイルス研究施設からの流出の可能性も指摘されています。感染症の起源をめぐる問題は政治化し、決着がつくことが難しく、そうした状況を見るにつけ、感染症の抑制のためには国際的な協調がどうしても必要だということを痛感せざるを得ません。

ペスト菌を使った細菌戦は、科学技術と私たちの社会のあり方を考えるうえで、必ずふりかえるべきことがらです。また、その記憶をどのように継承するかは歴史学の課題でもあります。私たちを大量に殺傷する能力のある兵器を「大量破壊兵器」と呼び、それは、N(Nuclear)、B(Biological)、C(Chemical)の三つです。日本は、一九四五年八月、広島・長崎への米軍の原子爆弾による攻撃を受け、一九九五年には宗教団体のオウム真理教によって東京の地下鉄の車両内で神経ガスのサリンが散布され、乗客および乗務員や係員、救助にあたった人々に死者を含む多数の被害者を出しました(地下鉄サリン事件)。七三一部隊の歴史を持つ日本は、大量破壊兵器についての記録と記憶を継承すべき責任を負っているといえるでしょう。

ペストのレッスン

ドイツ中部にハーメルンという小さな街があります。ヨーロッパ中世史を専門とする友人が

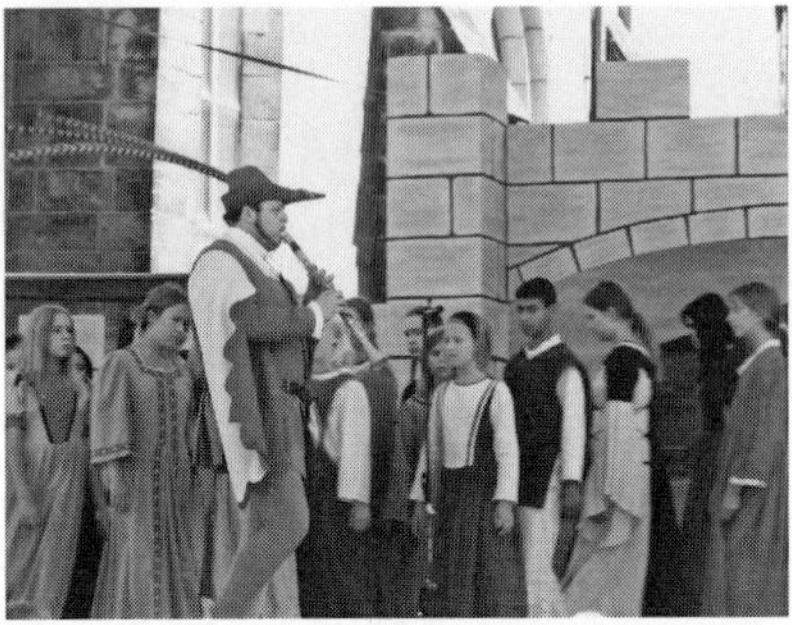

図４　ハーメルンの夏祭り(2012 年)で「笛吹き男」と連れ去られた子どもたちに扮した街の人々(筆者撮影)

もっとも好きな街だと教えてくれました。一三世紀末、一二八四年六月二六日にこの街の一三〇人の子どもが行方不明になりました。ネズミ捕り男にネズミを駆除してもらったにもかかわらず報酬を支払わなかったため、子どもを連れ去ったとされています。公文書館に保存されていた記録からこの事件を再構成したのが、阿部謹也『ハーメルンの笛吹き男――伝説とその世界』です。後にハーメルンを黒死病が襲ったとき、この事件の記憶がよみがえり、グリム童話でも取り上げられることになりました。

私がこの本を初めて読んだのは大学生の時で、ネズミ捕り男の印象が強かったため、黒死病をめぐる社会史として意識していました。この物語をもとに、夏のある日、ハーメルンでは市民が中心となって素人芝居を上演します。それは多くの人々に中世の記憶を伝える役割を担っています。念願かなってハーメルンを訪れ、芝居を楽しんだのち、再読してみると、主題は都市下層民の生活史、特に、女性と子どもの生活で、黒死病は舞台装置にとどまっていることに気づきました。

一四世紀からのヨーロッパ中世の黒死病の流行は、新型コロナのパンデミックの中で「感染症が世界(歴史)を変えた(変える)」という言説とともに語られました。たしかに、黒死病の衝撃は大きく、人類史や世界史の中で記憶されるべき事件です。新型コロナのパンデミックも世界史的な事件だと言えるでしょう。それでは、その資料、記録、記憶はどのように継承されるでしょうか。阿部謹也が公文書館の資料を使って歴史を描くことができたのは、記録や記憶が残されていたからでした。新型コロナに関しても、資料、記録、記憶を残し、継承していくことが必要です。この問題は、終章であらためて考えてみることにしましょう。

第四章

マラリアは語る

――「開発原病」というリバウンド――

マラリアの現在

マラリアは、現在でも、結核、ＨＩＶ／ＡＩＤＳとともに三大感染症の一つとされ、多くの人々の命を奪っている感染症です。日本でも古くから流行していましたが、二〇世紀後半、その制圧に成功しました。海外で感染する輸入マラリアを除けば、現在、日本でマラリアに感染することはありません。しかし、アジア、オセアニア、中南米の熱帯や亜熱帯地域では依然として流行が続いており、アフリカで熱帯熱マラリアにかかって、命を落とす人は少なくありません。蚊が病原体を媒介するため、空港などで、そうした地域に渡航する場合には蚊に刺されないように注意喚起する資料が置かれています。

病原体のマラリア原虫は単細胞生物で、三日熱(*P. vivax*)、四日熱(*P. malariae*)、熱帯熱(*P. falciparum*)、卵形(*P. ovale*)、サル・マラリア(*P. knowlesi*)という五種類(の原虫)があり、いずれもメスのハマダラ蚊の吸血を通じてヒトの体内にとりこまれ、発症します。悪寒や高熱、震えが主な症状で、四〇度にもなる高熱が四〜五時間続きます。三日熱と卵形は四八時間、四日熱は七二時間ごとにその症状があらわれるので、「三日熱」や「四日熱」という呼び名が付いています。サル・マラリアはカニクイザルが主な宿主ですが、ヒトにも感染します。

熱帯熱は毎日あるいは不規則に発熱し、重症化し亡くなることも多い悪性のマラリアです。熱帯熱マラリアはアフリカ起源で、人類の拡散とともに世界に拡まったと考えられます。病原体からすれば、感染によって宿主の命まで奪ってしまうことは得策とはいえません。そのため、時間がたつ中で、死亡率がしだいに低くなるのが一般的です。病原体と宿主のあいだで、ある種の安定的な関係がつくられるのです。その意味で、死亡率の高い熱帯熱マラリアは、病原体と宿主のあいだにまだ安定的な関係が築かれていない新しい感染症だとする考え方もできます。

二〇世紀後半、殺虫剤であるＤＤＴを利用したマラリア根絶計画が世界各地で展開され、近い将来、マラリアは根絶できるという考え方が広まりました。しかし、期待は裏切られ、二一世紀の現在でも人類に大きな影響を及ぼし続けています。ＷＨＯや後述する「世界エイズ・結核・マラリア対策基金」(The Global Fund to Fight HIV, Tuberculosis and Malaria)、各国政府や民間援助団体の活動にもかかわらず、マラリアの制圧はすぐには困難であり、年間のマラリア患者数は全世界で約二億人、亡くなる人も約五〇万人にのぼり、そのほとんどはサハラ以南のアフリカの子どもです。

マラリア対策に莫大な資金と人材が投入されたこともあって、二一世紀初め、その患者および死者はしだいに減少しつつありました。ところが、新型コロナのパンデミックの中で対策のための活動が困難になり、感染は再び増加しました。二〇二〇年の患者は約二億五〇〇〇万人、死者は約六二万人と推定されています。他方、二〇二一年、ＷＨＯは初めてマラリア予防のためのワクチンを認可しました。英国の製薬会社グラクソ・スミスクラインが三〇年以上の時間をかけて開発したもので、その効果に期待が持たれます。また、新型コロナのワクチンを開発したドイツの製薬会社ビオンテックもｍＲＮＡの技術によるマラリアワクチンの開発を進めています。

マラリアをはじめさまざまな感染症を媒介するのが蚊です。国際保健の専門家が一般向けに講演するとき、「人間を一番たくさん死に至らしめた生き物は何か」という質問をすることがあります。その答えは蚊というわけです。もっとも、この話題には別の落ちがあって、二番目は人間だというのです。

マラリアの世界史

第二章・第三章でも触れたように、現在からおよそ一万年前の新石器革命の時代、大河の流域で農耕が開始され、野生動物を家畜として飼育し、生態系とヒトの生活領域が交錯して、さまざまな動物由来感染症が人間に拡がりました。牛から天然痘や麻疹がもたらされ、鳥からインフルエンザがもたらされました。アジアで稲作が始まり、水田が広がると蚊の生息地が拡大し、マラリアをはじめとするさまざまな感染症が流行するようになりました。マラリア（malaria)の語源は、イタリア語のmal-aria(悪い空気)で、病原体や感染のメカニズムが解明されていない時代には、湿った土地からたちのぼる「瘴気」(ミアズマ)にその原因が求められました。

マラリアの流行は人類史の展開と軌を一にしています。その起源はアフリカとされることが多く、その後、エジプト、ギリシア・ローマ、そしてインドや中国にも古代文明の展開とともに拡がりました。大河の周辺に発達した古代文明にとって、ハマダラ蚊の媒介するマラリアは身近な病気の一つでした。中国最古の医学書『黄帝内経《こうていだいけい》』には、「狂瘧」「寒瘧」「温瘧」という、マラリアと考えられる病気が紹介されています。

マラリアは感染症の世界史の重要なアクターです。ソニア・シャー『人類五〇万年の闘い――マラリア全史』は長期的な時間軸の中でマラリアと人類の関係を考察し、橋本雅一『世界史の中のマラリア――一微生物学者の視点から』は、古代文明とマラリアの関係から説き起こし、ローマ帝国から中世イタリア、「コロンビアン・イクスチェンジ」、さらに近代日本のマラリアの歴史を論じています。

最近では、ティモシー・ワインガード『蚊が歴史をつくった――世界史で暗躍する人類最大の敵』がローマ帝国の盛衰をマラリアの流行との関係から説明しています。カエサルはじめ多くの皇帝がマラリアにかかり、そのうちの何人かは命を落としました。ローマ帝国による周辺地域の征服の試みも兵士がマラリアにかかって亡くなったため挫折しました。ローマ近郊で農耕が行われなくなると、湿地が拡大し、マラリアが流行して食料の生産がおぼつかなくなり、ローマ帝国の衰退と滅亡につながったとしています。第一回十字軍(一〇九六～一〇九九年)がコンスタンティノープルに到達したときにもマラリアが流行し、多くの兵士が命を落としました。一三世紀半ば、モンゴル軍がヨーロッパ侵攻を断念したのも、マラリアの流行が原因だとされています。モンゴル帝国さえもヨーロッパの蚊による防御を打ち破ることができなかったというわけです。マラリアをはじめとする感染症が軍隊に大きな影響を及ぼす可能性は高いと言えます。未知の地域にまとまった数の人々が移動すると、免疫が欠如している集団は感染症によって大きな被害を受けるからです。こうした事例は歴史に中にいくつも見出すことができます。

第二章で紹介したように、「コロンビアン・イクスチェンジ」による旧世界から新世界への感染症の伝播によって先住民人口が激減すると、それにかわる労働力としてアフリカから奴隷が導入されました。それにともなって熱帯熱マラリアが新世界に伝播したことは(熱帯熱マラリアにかかっているアフリカ出身者をアメリカのハマダラ蚊が吸血し、その後、他の人々を吸血したと考えられます)、ワインガードによるとアメリカ独立戦争や南北戦争の帰趨《きすう》にも大きな影響を及ぼしました。こうして、マラリアは「アメリカの感染症」になったというのです。ワインガードはマラリアの影響を大きく見積もっていて、序章で触れた「疫病史観」の典型的な著作と言えるでしょう。

マラリアの日本史

日本列島でも三日熱マラリアが流行し、「瘧」(おこり、わらわやみ)と呼ばれていました。『古事類苑』によると、一〇世紀の平安時代に編纂された『倭名類聚抄《わみょうるいじゅうしょう》』や『医心方《いしんほう》』に「瘧」が引かれています。漢字は深い意味をもっています。やまいだれのなかの虐とは、虎が爪を立てて人を殺害することを意味しています。高熱の苦しみを表現したものでしょう。稲作が導入されると、水田が拡大し、マラリア流行の条件を提供しました。それは、二一世紀の現在でも、開発援助の大きな問題です(茂木幹義『マラリア・蚊・水田――病気を減らし生物多様性を守る開発を考える』)。

第二次世界大戦前に実施された調査によると、日本全国いたるところでマラリアが流行していました。三日熱マラリアが中心で、琵琶湖を擁している滋賀県はマラリア流行地として古くから有名でした。

琉球諸島のうちの先島(宮古諸島や八重山諸島、以下、特に断らないかぎりは、宮古、八重山)では熱帯熱マラリアも流行していました。八重山のマラリアの歴史を詳しく研究した三木健は、八重山の歴史は「マラリアとの闘いの歴史でもあった」(『八重山近代史の諸相』)と述べています。それには、琉球王国の歴史が刻印されています。八重山、特に西表島は琉球諸島の中ではまれな稲作が可能な地域でした。宮古島も気候は似ていましたが、ほとんど山岳がなく雨水に頼るだけでは稲作は難しかったのです。八重山の石垣島や西表島などでは稲作が可能だったため、税も米によって納めることとされ、収穫量を増やすために集団的な移民(村立て)が行われました。一八世紀初期、琉球王国の宰相となった蔡温《さいおん》(一六八二〜一七六二)はさかんに村立てを行い、石垣島や西表島への移民を進めました。しかし、マラリアの流行によって移民は失敗し、廃村となる場合も少なくなかったのです。

マラリア流行地で稲作を行うため、二〇世紀半ばまで、八重山では田植えや草刈り、稲刈りのために、周辺の島民が年間六〇日から七〇日ほどを西表島に建てた仮設小屋で生活する暮らしが行われていました。これは、「かよい耕作」と呼ばれていました。一九世紀末になって、八重山でサトウキビの栽培が奨励されると、それもマラリア流行の原因になりました。マラリア流行地でもサトウキビを栽培するための土地の開墾が進められたからです。また、西表島で開発された炭鉱の経営もマラリアとの闘いでした(飯島渉『マラリアと帝国――植民地医学と東アジアの広域秩序』増補新装版)。

北海道のマラリア

マラリアは、熱帯や亜熱帯の感染症と考えられがちです。マラリア原虫を媒介するハマダラ蚊は、確かに熱帯や亜熱帯に多く生息していて、農耕、移民、そして戦争などによってヒトが生態系に介入すると流行が起きました。しかし、それは熱帯や亜熱帯に限った現象ではありません。マラリアの世界史をひもとくと、シベリアや満洲(中国東北部)、朝鮮半島といった寒冷な地域でもマラリアが流行していたことがわかります。

北海道開拓の中でマラリアが流行していたことは、これまであまり注目されてきませんでした。屯田兵の間で流行していたことについてはたくさんの記録があります。軍医としてマラリアの調査研究を進めていた都築甚之助《つづきじんのすけ》(一八六九~一九三三)は、シナハマダラ蚊(Anopheles hyrcamus sinensis)による三日熱マラリアの伝播性を日本ではじめて確定しました。日本のマラリア研究は、北海道が起点だったのです。都築は、ドイツに留学し、陸軍の森鷗外の意見にもとづき、脚気の原因である「脚気菌」(脚気の本当の原因は栄養欠乏でしたから、それを発見することは困難でした。脚気の原因をめぐる学問的対立は脚気論争と呼ばれ、同時に、陸軍と海軍の対立でもありました)を探しにジャカルタに派遣されています。しかし、都築が栄養欠乏説をとった海軍の高《たか》木《き》兼寛《かねひろ》を支持するようになったため、臨時脚気病調査委員会の委員を罷免されました(飯島渉『マラリアと帝国――植民地医学と東アジアの広域秩序』増補新装版)。

北海道のマラリアについて考えるとき重要なのは、アイヌ社会でマラリアは発生していたのかという問題です。マラリアは、アイヌ語でトヲビシキ「Topishiki」と表現されます。この言葉は、日をおいて発作が起こるという意味です。しかし、文字資料が残るようになるのは、一九世紀後半以後の開拓にともなうもので、もともとアイヌ社会でマラリアが流行していたのか、それとも和人との接触や開拓の進展の中でマラリアが発生するようになったのかははっきりしません。アイヌ社会における感染症の流行や対策については、天然痘の事例がよく知られています。幕末の段階で松前藩が強制種痘を行ったからです(第二章参照)。しかし、感染症の歴史学は、「資料がないことは感染症がなかったことを意味しない」という事実を自覚しておかなければなりません。それは当事者が意図して資料を残すことは稀だという意味でもあります。

台湾におけるマラリアとの遭遇

日本のマラリア研究は、その後、植民地の台湾で進展しました。台湾総督府中央研究所、医学校(後に、台北医学専門学校→台北帝国大学医学部専門部)や台北帝国大学熱帯医学研究所がマラリア研究の中心となり、それを北里研究所や慶應義塾大学が支えました。

「感染症アーカイブズ」という任意団体は、マラリア、リンパ系フィラリア症、日本住血吸虫症などのエンデミックをめぐる資料を整理・保全する活動を進めてきました。長い間、私が代表をつとめてきましたが、現在は市川智生代表(沖縄国際大学)の下で、井上弘樹(副代表、東京医科大学)、菊池美幸(事務局長、立教大学)が中心となって資料の整理を継続しています。マラリアに関しては、目黒寄生虫館（亀谷みどり理事長、倉持利明館長）と共同で、慶應義塾大学医学部の旧寄生虫学教室（現在は感染症学教室、長谷川直樹教授、三木田馨博士）の資料の整理を進めています。

一九二〇年に開設された旧寄生虫学教室は、日本国内の医学部に開設された寄生虫学教室としてはもっとも古い歴史を持ち、初代教授の宮島幹之助《みやじまみきのすけ》から小泉丹《こいずみまこと》教授、松林久吉教授、浅見敬三教授、竹内勤教授と続いた系譜の中で、一貫してマラリアやアメーバ赤痢の調査研究を進めてきました。初代教授の宮島幹之助（一八七二～一九四四）は、東京帝国大学動物学科を卒業後、伝染病研究所に入り、八重山諸島のマラリアの調査研究に従事しました。第一次世界大戦後に設立された国際連盟に設置された国際保健機関（現在のＷＨＯの前身）で活躍しました。小泉丹（一八八二～一九五二）も東京帝国大学動物学科を卒業後、伝染病研究所に入り、宮島幹之助の指導を受け、台湾総督府研究所の技師、台北医学専門学校教授となってマラリア研究を進め、一九二四年から慶應義塾大学医学部の寄生虫学教授となりました。その後、台北帝国大学教授として小泉の後任となったのが森下薫《もりしたかおる》（一八九六～一九七八）でした。森下も東京帝国大学動物学科を卒業後、北里研究所に入り、宮島の紹介によって、小泉丹の後任として台湾総督府中央研究所に入り、台湾地方病及伝染病調査委員会に参加して、主にマラリア研究を進めました。台湾でマラリア研究が重視されたのは、マラリア対策が日本の台湾統治にとってきわめて重要だったからです。この時期、世界各地でマラリア研究が進められており、日本の寄生虫学者も台湾を拠点としてそれに参入しました。

台湾で実施されたマラリア対策は、先住民地域を中心としていたマラリアの流行地を防遏《ぼうあつ》地区に指定し、全住民を対象とした血液検査を実施し、マラリア患者をあぶりだしてキニーネを投与するという方法でした。この結果、マラリア患者はしだいに減少していきましたが、その根絶には至りませんでした。

二〇世紀前半、世界のマラリア予防対策には、大きく二つの潮流がありました。血液検査を行って患者を発見し、キニーネを投与してマラリア原虫を駆除する対原虫対策(parasite control)と、マラリア原虫を媒介する中間宿主のハマダラ蚊を駆除することに重点を置く対蚊対策(mosquito control)で、世界中のマラリア予防対策はこの二つの対策の相克の歴史でした。

森下薫のマラリア研究

森下薫は、小泉丹が進めてきたハマダラ蚊の研究をより体系化し、台湾におけるマラリア研究を体系化しました。研究の範囲はマラリアの疫学的研究、ハマダラ蚊の生態・分布と防除に関する研究などで、動物学的な見地からの研究が中心でした。森下は、東京(一九二五年)やカルカッタ(一九二七年)で開催された極東熱帯医学会議に出席したり、一九三四年に国際連盟がシンガポールで開催した第一回マラリア講習会への参加を通じて、世界のマラリア学者と意見交換しながら、研究を進めました。森下薫は、日本が植民地として統治した台湾で、マラリア研究を集大成したと言えるでしょう。

森下は、マラリアを防ぐためには媒介蚊対策が有効であるという考え方を持っていました。そのためには、用水路の整備などの生活環境の改善が必要となりますが、莫大な経費がかかるため、血液検査によって患者を発見し、キニーネなどの薬品によって治療を行う方法を選択しました。すなわち、原虫対策が中心となりました。

台湾で進められたマラリア対策は、その後、八重山や宮古でも行われました。八重山のマラリア対策をめぐる技術や人材は、植民地である台湾から導入されたのです。多くの人々がマラリア対策に尽力した結果、八重山でもマラリアの流行地はかなり限定されることになりました。しかし、やはり根絶には至りませんでした。第二次世界大戦末期、八重山では大きな悲劇が生まれました。日本軍によってマラリア流行地への強制疎開が行われたため、子どもを含め多くの人命が失われたのです。波照間島では住民一五九〇人のうち、ほとんどがマラリアにかかり、約三割の四七七人が亡くなりました。多くの子どもも犠牲になりました。これは、「戦争マラリア事件」と呼ばれています。

戦争とマラリア

日中戦争が苛烈となる中で、日本軍を悩ませたのは中国軍だけではなく、さまざまな感染症でした。中でも、戦線が華中から華南に拡大するとマラリアが大きな問題となりました。日本軍は、台湾で蓄積された原虫対策を中心としたマラリア対策を導入し、将兵の罹患を防ぐことを目指しました。しかし、太平洋戦争に突入し、戦場が東南アジアやニューギニアに拡大し、負け戦がこんでくると、キニーネの供給が絶たれ、将兵の栄養状態が悪化し、マラリアなどの感染症が一気に拡がりました。日本軍は組織的に感染症を抑制することに失敗したのです。

戦場の記録を読むと、マラリア、アメーバ赤痢、下痢症などの感染症が多くの将兵を苦しめたことがわかります。負け戦の中でマラリアなどの感染症がいったいどれほどの被害をもたらしたのかを正確に知ることは困難です。将兵と書きましたが、将校と兵隊の立場は大きく異なります。戦場の記録を読んでいて印象的なのは、将校に比べると兵隊の死亡率が高かったことです。栄養状態が将兵の命を左右したのです。軍隊はまちがいなく階級社会でした。

ガダルカナル島の戦いで実際に戦闘に参加したある軍医の記録では、「……行軍に入る。身につけられるものだけを身につけて出発、勇川に沿って、その川原には日本兵が、マラリヤ《ママ》末期の特有な表情、気息奄々たる状態で倒れている。……その人体に、太陽光線をうけて蠅群の羽が七色に反射する光景は、なにか地獄のものといってよいだろうか」とあります（長谷川英夫

『軍医のみたガダルカナル島戦』二二九頁)。長谷川は、一九二七年会津中学を卒業し、その後、水戸高等学校から千葉医科大学に進学し、卒業後は、同大学病院の外科医局に籍を置いていました。いったん、砲兵聯隊に召集されたのですが、直ちに、医学博士の学位を取得し(いろいろ事情がありそうです)、一九四一年三月に陸軍軍医少尉となって第二師団第一野戦病院に勤務し、ジャワ島を経て、一九四二年一〇月ガダルカナル島に上陸しました。その後、一九四三年二月に撤退するまでガダルカナル島で苛烈な戦場を体験しました。撤退後は、フィリピンのマニラや台湾の高雄、広島の陸軍病院で入院生活を送り、一九四四年一月に召集解除となり、静岡県で開業しました。痛恨の思いが強かったため、遺骨収集にも加わっています。

　長谷川自身もマラリアに罹っており、軍医として次のように戦争の推移をまとめています。

「……「腹がへっては戦さにならぬ」という言葉は平凡でも名言である。大本営がこの真理を無視したことが、敗戦につながったのである。飢餓の外に、悪気流が全島に被《ママ》いかぶさるようなジャングルの内の大敵マラリヤ《ママ》に敗れ去った。直接の敵はアメリカ軍そのものではなく、正体をあらわせば飢餓とマラリヤ《ママ》の二つだといっても過言ではあるまい」(同、三四四頁)と率直な意見を述べています。

　吉田裕『日本軍兵士――アジア・太平洋戦争の現実』は、戦場での兵士の状況を描いたものでたいへん印象的です。マラリア対策についても紹介されていますが、事情はもうすこし複雑でした。マラリアなどの感染症が戦力を消耗させることは、日中戦争の戦場が中国南部に拡がる中で明らかになっていました。日本軍はけっして無策だったわけではありません。なんとかマラリアを抑制し、戦力を維持しようと試みます。その中心は、台湾で進められた対原虫対策です。しかし、この方法は戦況が悪くなり、輸送が途絶すると機能しなくなりました。その結果、きわめて多くの将兵がマラリアの犠牲となったのです。マラリアの他にアメーバ赤痢などの熱帯感染症も多くの将兵が命を落とした原因であり、その背景には、戦場における栄養不良や衛生環境の悪化があったのです。

戦争における感染症の記録は枚挙にいとまないのですが、日本の戦争文学の最高峰の一つである大岡昇平の『レイテ戦記』やそれ以前に書かれた『俘虜記』『野火』にもおびただしい記述があります。神奈川近代文学館に所蔵されている大岡の自筆原稿や創作ノートと対照させながらマラリアに関する部分を読んでみると、推敲を重ねる大岡にしては珍しく記述の修正がほとんどありません。大岡自身もマラリアにかかり、俘虜となるきっかけの一つはマラリアによる心神喪失でした(大岡昇平『ある補充兵の戦い』)。大岡のマラリアへの知見は確固としたものだったことがうかがわれます(飯島渉「『レイテ戦記』と日本住血吸虫症」)。

「しょうけい館」の世界

第二次世界大戦中の日本軍軍医を題材として小説を書いているのは、帚木蓬生《ははきぎほうせい》で、「軍医たちの黙示録」を副題とする『蠅の帝国』、『蛍の航跡』などがあります。資料は『日本医事新報』などに掲載された回顧録です。日本軍が補給に失敗し、多くの戦場で餓死や戦病死の将兵をたくさん出したことはだんだん知られるようになってきました。しかし、戦場体験を継承することはたいへん困難です。

靖国神社の遊就館を見学したときにはすぐ近くの「しょうけい館」も見学することにしています。この施設の存在を教えて下さったのは私の大学の恩師で、それ以来、学生と時々この施設を見学しています。入場無料です。戦傷病者史料館という地味ではありますが、ぜひ見学していただきたい施設です。新型コロナのパンデミックの中、二〇二二年夏に「戦場の軍医と衛生兵」という特別展示が開催されました。戦場体験者がほとんどいなくなっている現在、その内容はたいへん貴重で、また、戦場において感染症がいかに大きな影響を将兵に与えたかを教えてくれます。最近、移転したのですが、もとの場所からごく近くのところです。

「しょうけい館」の展示は、兵隊の視角から構成されています。前述のように、兵隊は戦場で負傷したり、病気になる割合が将校に比べるとたいへんに高かったのです。ある時、この展示の中に「事実証明書」という書類があることに気づきました。鉄道第五聯隊第四中隊の兵士が、敗戦後の一九四五年八月に駐屯地であったタイでマラリア(三日熱)にかかったことを証明する書類です。移転後の「しょうけい館」で二〇二三年の特別企画展「武良茂(水木しげる)の人生」が開催中でした。マラリアにかかったことも紹介されていました。『水木しげるのラバウル戦記』で確かめると、媒介蚊、マラリア薬の記述も多く、自身もマラリアにかかって四二度も熱が出て動けないと書かれています(一五八頁)。

ウィラー・プラン――GHQのマラリア対策

戦場でマラリアに悩まされたのは、米軍も同様でした。しかし、米軍は、DDTを利用し媒介蚊を駆除し、戦闘を有利に進めました。DDTを活用するマラリア対策は、米軍がニューギニアやフィリピンの戦場で蓄積した感染症対策を基礎とし、ヨーロッパ戦線ではイタリアなどでも実施されました。米軍にはマラリアを制圧するための専門の部隊があり、大規模な活動を展開しました。そうした軍陣医学の経験が、第二次世界大戦後のCDCの活動につながっていきます。

第二次世界大戦後、沖縄は米軍の直接統治の下に置かれました。米軍が行った施策の一つが先島諸島のマラリア対策で、その中心人物であったC・M・ウィラー(C. M. Wheeler)の名前をとってウィラー・プランと呼ばれています。この対策は、DDTの残留噴霧によるマラリア媒介蚊の駆除によって、マラリアを制圧するものでした。DDTを屋内の壁などに噴霧しておくと、そこにとまった蚊が死んでしまうという方法です。媒介蚊対策を重視するという意味では、ウィラー・プランは、台湾での経験を導入し、対原虫対策を重視した日本のマラリア対策とは理念を異にするものでした。米軍が徹底したマラリア対策を行った背景には、沖縄本島での米軍基地の拡大のために土地の収用を行ったので、農地を失った農民を八重山、特に、西表島などに移住させる計画を進めたことがありました(飯島渉『マラリアと帝国——植民地医学と東アジアの広域秩序』増補新装版)。

米軍占領下の沖縄で進められたマラリア対策は、統治政策の中の善政の一つとして語られることがあります。その意味では、日本の台湾植民地統治の下でのマラリア対策との共通性を見ることもできます。他方、沖縄にとっては、苛烈な米軍統治を受忍するために、マラリア対策をそのように理解した側面も否定できません。感染症を歴史的に考えるということは、感染症対策の光と影を解き明かすことでもあります。

マラリア根絶計画の系譜

GHQが行ったDDTの残留噴霧によるマラリア媒介蚊対策によって、彦根のマラリアも制圧されました。マラリア流行地として有名だった彦根は、この時、媒介蚊の発生する彦根城の濠に大量のDDTを散布し、マラリアを根絶したのです。同時に、堀割の埋め立ても進められました。これは、上述のような米軍の経験を、占領行政の中で援用したもので、第二次世界大戦後にWHOなどが進めたマラリア根絶計画に連なるものでした。

台北帝国大学教授としてマラリア研究を進めた森下薫は、台湾から引き揚げると、大阪大学微生物病研究所教授となってマラリア研究を続けました。そして、彦根に設立されたマラリア研究所の顧問として、DDTの残留噴霧を中心とするマラリア対策を推進しました。それは、台湾で蓄積された対原虫対策を否定することでもありました。しかし、媒介蚊対策の必要性自体はもともと森下も認めていて、GHQのマラリア対策に参画したわけです。米国と日本を超えた、寄生虫学を共通言語とする研究者としての協働といえるでしょう。

レイチェル・カーソン『沈黙の春』

DDTを大量に使用する媒介蚊対策は、マラリア原虫を媒介する中間宿主であるハマダラ蚊の存在を否定するもので、自然よりも人間を優位にみる人間中心主義の産物でした。また、ベトナム戦争の中で米軍が実施した枯葉剤の撒布による戦場の管理につながるものでした。そうした中で、一九六二年に発表されたレイチェル・カーソンの『沈黙の春』がDDTの毒性を告発すると、マラリアをはじめとする感染症対策にDDTを利用することにストップがかかりました。

現在、マラリア対策で重視されているのはピレスロイド系の薬品を練りこんだ蚊帳《かや》の活用です。多くの援助団体がこの蚊帳をアフリカなどの途上国に提供し、効果をあげています。しかし、これには批判もあって、薬品自体の問題点を指摘する議論や、そもそもマラリアが流行している地域では、マラリアという感染症を特別なものとは考えていないため、大がかりな対策をとること自体への懐疑も指摘されています。

蚊取り線香の歴史

人類は感染症を媒介する蚊をふせぐためのさまざまな方法を講じてきました。蚊取り線香もその一つで、その歴史はきちんと論じてみたいテーマです。蚊取り線香といえば渦巻き状のものと皆さんは思っていませんか。ところが、渦巻き状の蚊取り線香が開発されたのは一九世紀末のことで、それを発明したのは日本の蚊取り線香メーカーだったのです。

横浜でサンフランシスコの植物会社のアモア社長と知り合った上山英一郎《うえやまえいいちろう》（一八六二～一九四三）は、ユーゴスラヴィア原産の除虫菊を紹介され（一八八五年）、故郷の和歌山でその栽培を始めました。現在の大日本除虫菊です。そして、上山夫人のゆきがそれまで棒状だった蚊取り線香を渦巻きにすることを提案したとされています。上山は、北海道などで除虫菊の生産を拡大し、米国などへの輸出を進め、蚊取り線香は日本の重要な輸出商品となりました。一九三〇年

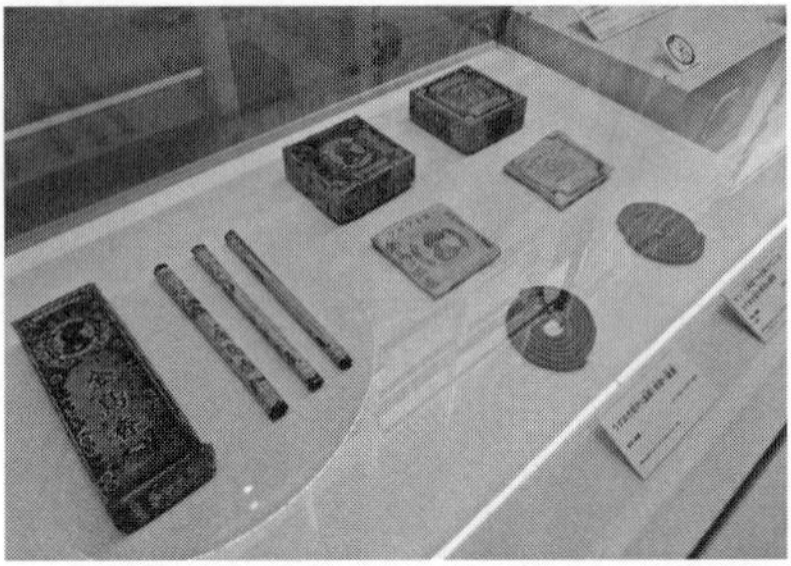

図５　北海道博物館に展示されている棒状と渦巻き状の蚊取り線香，北海道は蚊取り線香の原料である除虫菊の主要生産地の一つだった（筆者撮影）

代には、世界中の蚊取り線香の九〇%は日本のメーカーが生産したものだったのです。日本の台頭によって、ユーゴスラヴィアの除虫菊生産は衰退しました。

第二次世界大戦によって日本からの蚊取り線香の輸入が途絶えると、各地で化学合成の殺虫剤が開発されるようになりました。除虫菊に含まれているピレスリンの成分に替わる化学合成のピレスリンの汎用化とケニアでの生産拡大によって、第二次世界大戦後には、日本の地位が脅かされるようになりました。また、一九八〇年代に中国のメーカーが化学合成の蚊取り線香を生産するようになって、世界市場を席巻するようになりました（大日本除虫菊株式会社社史編纂室『金鳥の百年――大日本除虫菊株式会社百年史』）。

ある時期、いろいろな国をたずねると、かならず蚊取り線香を購入して、その価格、火の付き具合、煙の様子などを観察することにしていました。一時期、段ボール箱数箱に蚊取り線香がいっぱいになってしまい、家人からの反対もあって、殺虫効果をもつピレスリンを空気中に撒くための煙が立ち上る様子を観察し（煙自体が殺虫効果を持つわけではありません）、後は写真を撮っておくことにとどめるようになりました。日本製の蚊取り線香は渦巻きをはずすときにすっと離れます。ところが、そうでない蚊取り線香も多く、生産技術、価格、市場などいろいろなことを考えながら、しばしその歴史に思いをはせていました(Wataru Iijima, A Hidden Journey of Insect Flower: Globalization of Pyrethrum in the Twentieth Century)。

「橋本イニシアティブ」——国際寄生虫戦略

一九九七年のデンバー・サミットで、橋本龍太郎首相は、国際的な寄生虫対策の必要性を提唱しました。厚生省保健医療局国際寄生虫対策検討会によって基本的な戦略と枠組みが検討され、翌年のバーミンガム・サミットでThe Government of Japan, 1998, the global parasite control into the 21 century(『二一世紀に向けての国際寄生虫戦略——国際寄生虫対策報告書』)を発表し、マラリア・日本住血吸虫症・リンパ系フィラリア症などの感染症、寄生虫症を根絶させた経験をもつ日本が国際的な寄生虫対策をリードするという野心的な計画が提唱されました。これは、「橋本イニシアティブ」と呼ばれています。タイ、ケニア、ガーナに寄生虫疾患制圧のための人材育成センターを、タイのマヒドン大学熱帯医学部にアジア寄生虫制圧国際センター(The Asian Centre of International Parasite Control)を設置し、東京大学医科学研究所を停年退官したばかりの寄生虫学教授の小島荘明《そうめい》をチームリーダーとして派遣し、タイの専門家の養成とともに、カンボジア・ラオス・ミャンマー・ベトナム・東チモールの人員へのトレーニングと技術協力を行いました。

二〇〇〇年の沖縄サミットでは、二〇一〇年を目標として、HIV/AIDSは若者の新しい感染を二五％減らす、結核とマラリアは患者や死者を半減させるという「沖縄感染症対策イニシアティブ」を発表し、それを基礎に「世界エイズ・結核・マラリア対策基金」が設立されました。こうした医療協力は、日本が非軍事的な貢献を通じて国際社会における発言力や影響力を確保し、ひいては国連の常任理事国入りをめざす戦略の下に進められました。しかし、外務省と厚生省(当時)の役割分担が明確ではなく、そのため予算が不安定だったこともあり、その理念に比べると実質的な役割を十分に果たすことができませんでした(日本医療政策機構『日本の国際保健政策：課題と挑戦』)。「橋本イニシアティブ」は国際保健の世界ではよく知られていますが、日本国内でほとんど知られていないのはそのためです。

マラリア対策の政治化

二〇〇〇年九月の国連総会でミレニアム開発目標(Millennium Development Goals)が制定されました。これは、八項目におよぶ開発目標を示したもので、貧困と飢餓の撲滅や初等教育の完全普及、ジェンダー平等の推進と女性の地位向上、乳幼児死亡率の削減、妊産婦の健康の改善、環境の持続可能性の維持、開発のためのグローバルなパートナーシップの推進とともに、目標の六番目として、「ＨＩＶ／エイズ、マラリア、その他の疾病の蔓延の予防」として感染症の排除が取り入れられました。

これを受けて、二〇〇二年一月に「世界エイズ・結核・マラリア対策基金」が設立され、二〇一五年までに約三三〇億ドルにのぼる巨額の資金が、ＨＩＶ対策では抗レトロウイルス薬による治療、母子感染の予防、検査とカウンセリング、エイズ遺児への支援、性感染症の治療、結核の診断と治療、マラリア対策では殺虫剤を染み込ませた蚊帳の提供やアルテミシニンなどの抗マラリア薬が治療のために提供されました。この結果、二〇一三年までに、ＨＩＶの新規感染は約四〇％、患者数も年間二一〇万人程度にまで減少し、結核やマラリア患者も次第に減少するようになりました。出資しているのは、先進国を中心とする五〇か国以上の政府および公的な機関（米英仏独日が五大ドナー国）で、こうした資金が全体の九五％を占め、残りの五％は、ビル＆メリンダ・ゲイツ財団などの財団が資金を提供しています。こうした中で新たな問題となりつつあるのは薬剤耐性で、マラリアに関して言えば、アルテミシニン耐性マラリア（原虫）の登場や殺虫剤耐性を持つ媒介蚊の登場が新たな問題となっています。

二〇一五年には国連総会で、ミレニアム開発目標にかわって、持続可能な開発目標（Sustainable Development Goals＝ＳＤＧｓ）が制定され、感染症に関しては、二〇三〇年までにエイズ・

結核・マラリアおよび「顧みられない熱帯病」(Neglected Tropical Diseases＝ＮＴＤｓ)などの感染症の流行を終息させ、肝炎や水系感染症およびその他の感染症に対処することが提唱されました。これを受けて、ＷＨＯは、Global Technical Strategy for Malaria 2016–2030を制定し、二〇三〇年を目標として、マラリア患者を九〇％減少させること、死者を九〇％減少させること(二〇一五年との比較)を目標とし(感染症の終息＝End of Epidemics)、三五か国でマラリアを撲滅(Elimination)すること、また撲滅に成功した国での再流行を予防することをめざしました。そこでは、日本がリードしたＵＨＣ(ユニバーサル・ヘルス・カバレッジ)が重視されるようになっています。日本は、国民健康保険制度を確立し、予防医学にもとづき、保健所や学校が基本的な単位となる地域保健について多くの経験を蓄積してきました。すなわち、地域保健に再び関心が向けられるようになりつつあります。また、「顧りみられない熱帯病」の一つであるリンパ系フィラリア症の制圧には、日本国内での経験や二〇一五年にノーベル生理学・医学賞を受賞した大村智の駆虫薬イベルメクチンの開発が大きな役割をはたしてきました。

こうしたグローバルヘルスの日本における拠点の一つが国立国際医療センターです。その歴史は、本章で明らかにしてきた二〇世紀の日本における寄生虫学や熱帯医学の展開を体現しています。国立国際医療センターの歴史は、傷病兵の治療を目的として一八六八年に設立された兵隊仮病院にさかのぼることができます。森鷗外も東京第一衛戍《えいじゅ》病院と改称された時期に病院長をつとめました。一九二九年から現在の新宿区に移転し、第二次世界大戦後は、厚生省の管轄の下で国立東京第一病院となり、七四年から国立病院医療センターと改称され、国際保健を担うための医療研究機関としての組織を充実させました。そして、八六年に国際医療協力部を設置し、九三年に国立国際医療センターと改称され、国際疾病センター（現在は、国際感染症研究センターと改称）などを併設し、二〇一〇年に独立行政法人化し、一五年に国立研究開発法人となりました。

現在、国立国際医療センターは、一般的な外来診療も行っていますが、センター病院に外国人患者専用の窓口を開設し、国際感染症センターでは、感染症の予防や危機管理を行っています。また、国際医療協力局は、医療協力のために途上国に専門家を派遣したり、感染症対策や母子保健の充実のための制度構築の面での協力を行っています。この病院は新型コロナのパンデミックの中で医療的対応の拠点の一つとなりました。

世界のマラリア対策と中国のプレゼンス

「橋本イニシアティブ」は、感染症対策を政治化させました。その意味では、その手法を継承したのは中国でした。中国は二〇世紀末まで日本の医療協力の対象国の一つで、日本の関係者が中国の感染症対策を援助する機会も少なくありませんでした。二一世紀になると、中国は国内での感染症対策の経験をアフリカなどにさかんに提供するようになりました。特に、マラリア対策はその中心に位置し、アルテミシニンの供与や技術協力を進めました。

マラリア治療薬のアルテミシニンを発見したのは、中国医学の医学書を渉猟し、自然界におけるマラリアの特効薬を発見して、その合成に成功した屠《と》呦呦《ゆうゆう》（一九三〇〜）でした。その研究によって、二〇一五年にノーベル生理学・医学賞を受賞します。その研究の背景には、ベトナム戦争において中国が北ベトナムを援助するために有効なマラリア治療薬を必要としたことがありました。新型コロナ対策でも、第一章で述べたように、ワクチン外交を進めおよそ五〇か国に無償援助を行いました。そうした戦略自体はもともと日本が二〇世紀末に進めたものでした。

二〇〇六年に北京で開催された第三回中国・アフリカ協力フォーラム（Forum on China-Africa Cooperation）では、三五〇〇万ドルにのぼる資金協力が合意されました。マラリア対策はその中心の一つで、中国はアフリカ各地に予防・治療センターを開設し、三〇か国以上に対して二六〇〇万ドルにのぼる抗マラリア剤を供与し、エボラ出血熱の流行に対しては一〇〇〇人規模の医療衛生専門家を派遣し、一二〇万ドル（七億五〇〇〇万元）の資金援助を行いました。マラリア治療のためのアルテミシニンの発見の物語に象徴される「中西医結合」（中国医学と西洋医学の結合）とともに、例えば、中国で最も伝統ある中国医学の薬品企業である同仁堂などもアフリカに進出しています。エチオピアでは、中国系の私立病院も開設されています。こうした領域でのアフリカ進出は、一帯一路構想の一環でもあります。たいへん興味深いことに、中国のアフリカへの医療援助は、例えば、ウガンダやタンザニアへは雲南省や山東省が援助を行うという方法(province to country model)がとられています。広大なアフリカの各国への援助をこれも広大な中国大陸の各省が担当するというのは、沿海地域の豊かな省が内陸の貧しい省や自治区を援助するという方法がとられていたことを想起させます。中国の新型コロナ対策でも、二〇世紀末の改革開放の時代に行われていた豊かな省や都市・地域が、貧しい省や都市・地域を支援する「対口《たいこう》」支援という方法がとられていました。

マラリアや日本住血吸虫症、リンパ系フィラリア症といったＮＴＤｓと呼ばれている感染症は、アフリカや東南アジアの熱帯地域においては依然として大きな健康上の障がいとなっています。現在、中国は、アフリカの各地で、「中国の経験」を活用する医療援助を進めており、「橋本イニシアティブ」の課題を一気に実現させようとしているかに見えます。「橋本イニシアティブ」は、日本の経済力が停滞する中で次第に求心力を失ってしまったのですが、今日、中国のアフリカなどへの医療協力は、一帯一路構想とも連動しながら、大きなインパクトを世界に与えるものとなっています。また、新型コロナのパンデミックは、一帯一路構想の行方にも影を落としました。その展開に注目しておく必要があります。

マラリア対策の現在

本章のはじめに述べたように、マラリアは三大感染症の一つとして、依然として保健衛生上の大きな課題です。二〇世紀末から二一世紀初頭、WHOや多くの医療援助団体、また、各国政府はマラリアの制圧に向けてさまざまな努力をかたむけていました。そのため、マラリア患者や亡くなる人数はしだいに減少しつつあったのです。しかし、新型コロナのパンデミックがその障害となりました。WHOの二〇二一年の報告書によると、マラリア感染者は微増しています。マラリア対策の主要な方法の一つである上述の殺虫剤処理された蚊帳の配布が中断されたり(ボツワナ、中央アフリカ、チャド、ハイチ、インド、パキスタン)、配布が十分ではないところ(ベナン、エリトリア、インドネシア、ナイジェリア、ソロモン諸島、タイ、ウガンダ、バヌアツ)がでてきました。診断と治療が中断された地域もありましたが、それでも、二〇〇〇年の患者発生率や死亡者数から推計すると、二〇二一年度には約二億人の新たな患者の発生と一〇〇万人の死者の発生を回避したと推計されています。

こうした中で、ゼロマラリアを目標とする活動を続けているのが国際NGOのマラリア・ノーモアで、そのアジアにおける拠点として二〇一二年から活動しているのがNPO法人マラリア・ノーモア・ジャパンです。新型コロナのパンデミックの前年、二〇一九年四月二〇日に青

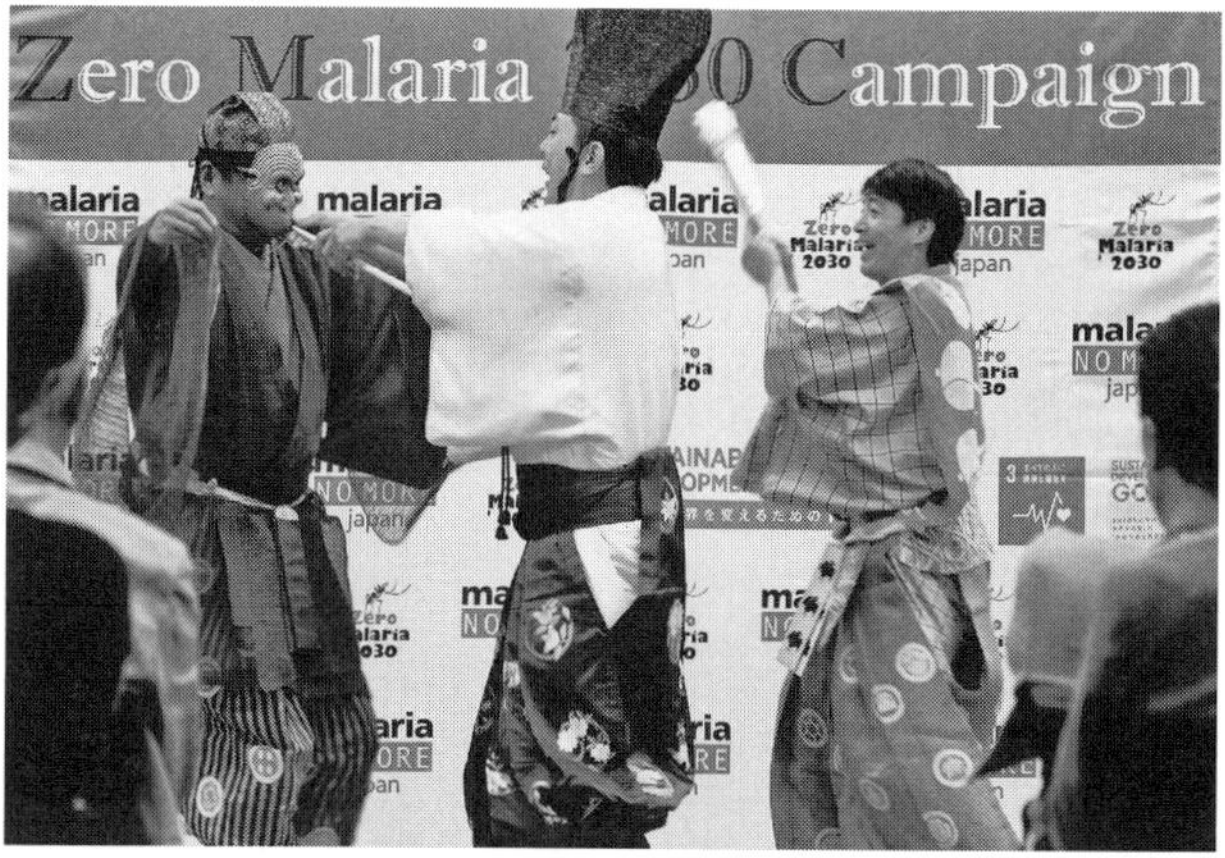

図 6　公開講座での「蚊相撲」の様子，太郎冠者に扮した大藏基誠(中央、烏帽子をかぶっている)と蚊に扮した狂言師(写真提供：Malaria No More Japan)

山学院大学公開講座「リスクとしての感染症と私たちの暮らし」の第三回として、狩野繁之(国立国際医療研究センター研究所熱帯医学・マラリア研究部長)に日本におけるマラリアの歴史を紹介していただき、その後、マラリア・ノーモア・ジャパンとの共催で、能楽師狂言方の大藏基誠《おおくらもとなり》さんに蚊が登場する狂言である「蚊相撲」を上演していただきました。以下は、『大日本百科事典』の要約です。「蚊相撲」は大名狂言の一つで、大名が相撲取りを抱えようと、太郎冠者《たろうかじゃ》に命じて街道から相撲自慢を連れてこさせました。さっそく相撲に及びますが、大名は相手に触るか触らないかのうちに目をまわして倒れてしまいます。相撲取りの出身地は江州守山(現在の滋賀県)、蚊の名所と聞いて蚊の精だと気づき、扇であおがせ、蚊の精を打ち負かします。

マラリアのレッスン──「ワンヘルス」という課題

ペシャワール会という援助団体を設立し、アフガニスタンの人々の健康と暮らしのために人生の多くをささげた中村哲医師が凶弾に倒れたのは、二〇一九年一二月のことでした。この事件をきっかけに同会の維持会員になりました。活動の報告を載せた会報が定期的に送られてきます。第一四八号(二〇二一年七月二八日)のダラエヌール診療所のハフィズラーカニ医師の報告によると、夏にはマラリア、腸チフス、下痢症などの患者が多く来院するとのこと。アフガニスタンは高地で乾燥しているというイメージを持っていたのですが、マラリアはごくふつうの病気です。この紹介の中で、中村医師がマラリアの根絶は不可能なので、病気にかかった時に診てもらえる施設が身近にあることが大切だと考えていたことも知りました。

感染症は人類史の中で最も大きな死因でした。感染症対策は、病原体や感染のメカニズム、中間宿主の有無などによってとるべき対策が異なります。しかし、二〇世紀後半になると、人類はかなりの程度まで感染症の抑制に成功しました。多くの人々は感染症ではなく、がん・心臓疾患・脳性疾患などの生活習慣病で命を落とすようになりました。これは人類史の中で最大の変化だといえるでしょう。もちろん、現在でも感染症で亡くなる人は少なくありません。その背景には、栄養水準や医療水準などの社会的な要因が深く関係しています。新型コロナのパンデミックの中で私たちはそうした現実にたびたび直面しました。

それでは、人類は感染症を制圧することができるのでしょうか。二〇世紀後半、天然痘が根絶されると、その他の感染症、本章で取り上げてきたマラリアも根絶することが可能になるという考え方が広まりました。感染症の専門家もそうした考え方に立って、さまざまな対策に尽力しました。しかし、現実はそうなりませんでした。新興感染症が登場し、いったん制圧に成功した感染症であっても再興感染症として再び流行することも多くなりました。ヒトは動物である以上、何らかの感染症にかかるリスクを負って生活しています。

人間が健康的な生活を送り、安全で快適な社会を構築するためには、人間だけが健康ではダメで、人間が生活している環境や生態系も健康的でなければならない、新興感染症のリスクを減らすためには、「ワンヘルス(One Health)」や「プラネタリーヘルス(Planetary Health)」という理念の下で、社会を設計し、環境との調和を実現しなければならないという考え方が登場しています。新型コロナウイルスとの「共生」というポスト・コロナ社会はそうした課題を解決するための努力をする時代だと言えるでしょう。「開発原病」としてのマラリアは、私たちにそれを語りかけているのです。

終章

疫病史観をこえて

「開発原病」としての感染症――エンデミックからパンデミックへ

本書のこれまでの議論をおさらいしながら、感染症と人類のこれからのかかわり、その中での歴史学の役割を展望することにします。本書の第二章以降で取り上げた天然痘(ウイルス)、ペスト(細菌)、マラリア(原虫)は、病原体の性格が異なり、中間宿主の有無など、感染症としての特徴が異なっています。しかし、いずれも特定の時代にある地域でエンデミックとして流行が始まり、それが何らかの要因によって感染爆発を引き起こし、多くの人々が感染するパンデミックとなったことは共通しています。

感染症は、ヒトの生活領域が拡大し、未知の病原体との接触が広がると流行が起きます。山本太郎は『感染症と文明』の中で、人類と感染症の関係の転換点が農耕の開始、定住、野生動物の家畜化という約一万年前ごろに開始された「文明化」にあったと指摘しています。本書でも何度か触れた新石器革命です。農耕による人口支持力の拡大や定住にともなう出産間隔の短縮(狩猟採集社会での四~五年から、農耕定住社会での二年への短縮)によって、人口が急速に増加すると、農耕の開始以前には約五〇〇〇万人だったと推定される世界の人口は紀元前後におよそ三億人まで急増し、家畜化した動物から感染症が拡がったのです。

見市雅俊や斎藤修は、農業をはじめとする開発＝生態系への介入にともなって感染症が流行するメカニズムを「開発原病」と呼びました。水田は病原体を媒介する蚊（中間宿主）の住みかとなり、感染症を流行させました。南米原産のトウモロコシが「コロンビアン・イクスチェンジ」によって雲南などに広がると、それまで耕作ができなかった山地のきつい斜面でも栽培が拡がり、食糧や家畜の餌となり、多くの人口が維持できるようになりました。さらに山地を切り拓く開発が進むと、ヒトの活動が媒介蚊と交錯する機会が増え、マラリアをはじめとしてさまざまな感染症が流行するようになりました。植民地主義の下で進められた開発も同様の性格を持っています。台湾における稲作、サトウキビの生産拡大は生態系を改変し、感染症の発生や流行を左右するようになりました。そのため、植民地での医学や公衆衛生の研究と実践である植民地医学と帝国医療が進展したのです（見市雅俊・斎藤修・脇村孝平・飯島渉（編）『疾病・開発・帝国医療――アジアにおける病気と医療の歴史学』）。

新興感染症としての新型コロナも「開発原病」でした。中国経済が驚異的な成長を経験する中で、生態系を改変する開発が進み、都市化や人口の流動性が高まったことを流行の背景として指摘できます。こうした考え方にもとづき、新興感染症の発生を抑制するため、「ワンヘルス（One Haelth）」という考え方が登場したことも述べました。動物由来感染症である新興感染症の流行を抑制するためには、生態系との調和を図ることが必要だという考え方です。感染症との「共生」が必要とされる所以です。

感染症は世界(歴史)を変えたか?

新型コロナのパンデミックは、感染症が私たちにとって深刻な脅威であることをあらためて教えてくれました。その影響を免れることができた人はほとんどいませんでした。こうした中で、「感染症は世界(歴史)を変えた(変える)」という言説も登場しました。新型コロナが生死にかかわる問題だということもあって、感染初期や感染が拡大している時期には事態を冷静に見ることができなくなって、そうした言説に走りがちでした。感染症の歴史学を専門とする者としては、「疫病史観」とでも呼ぶことのできるこの考え方が、感染症の重要性を多くの方々に理解していただくきっかけになったと感じると同時に、感染症の流行を過大視しすぎて、状況を単純化してとらえることになり、感染症が社会に及ぼした影響の本質を見誤る危険性があることも指摘しておかなければなりません。

感染症のパンデミックはたしかに人類に大きな影響を及ぼしてきました。もし、そのパンデミックによって人類の大部分が死に絶えたとすると、「感染症は世界(歴史)を変えた(変える)」という素朴「疫病史観」も成り立つかもしれません。しかし、幸いなことにそうした事例はありませんでした。結論的に言えば、感染症が歴史を変えたのではなく、感染症の衝撃の中で、人間が社会を変えたのです。衝撃の程度や内容、変化のあり方やその理由をていねいに明らかにすることが感染症の歴史学の課題です。そして、新型コロナのパンデミックに関してもそれを「歴史化」する時期がやってきています。

医学・公衆衛生の博物館

順天堂大学の酒井シヅ名誉教授は、日本の医学史を体系化した先達の一人で、唯一、医学史の講座を持ち、研究と教育の場を提供してきました。その尽力と、佐倉（現千葉県佐倉市）の蘭学塾であった順天堂以来の伝統の下で、日本医学教育歴史館を開設し、日本における西洋医学の医師の養成のあり方を紹介しています。この博物館は、もともと二〇一一年に開催された第二八回日本医学会総会の企画展「医学教育史展――歴史でみる・日本の医師のつくり方」（国立科学博物館、同年二月から四月）の内容を基礎として常設展示としたもので、二〇一四年に開館されました。

医学史（医史学）は、ビッグ・サイエンスとしての医学の発達とその社会的な影響を明らかにすることを課題としてきました。日本でも、本書で紹介した富士川游以来、多くの蓄積がありますす。しかし、残念なことに医学部に医学史の講座がないという状況がずっと続き、医学（史）博物館は、順天堂大学の日本医学教育歴史館をのぞくと、製薬会社のエーザイが運営している内藤記念くすり博物館(岐阜県各務原市、一九七一年開館)、久光製薬が設立した財団が運営している中冨記念くすり博物館(佐賀県鳥栖市、一九九五年開館)などがあるだけで、たいへん貧弱です。こうした中で、目黒寄生虫館や長崎大学熱帯医学研究所熱帯医学ミュージアムが社会との接点の役割を果たしてきました。しかし、寄生虫学や熱帯医学に特化した内容です。

ドイツのドレスデンには、一九一一年に国際衛生展覧会が開催されたことをきっかけとして設立された公衆衛生博物館があります。日本にも医学や公衆衛生の知識をわかりやすく紹介し、感染症のメカニズムや対策の歴史、その社会的な意義を紹介する博物館が必要です。新型コロナのパンデミックを一つのきっかけとしてそうした動きが進むことを念願していますし、いろいろなところでその必要性について発言したいと考えています。

新型コロナをめぐる資料、記録、記憶

新型コロナのパンデミックの中で、感染症の歴史学を専門とする者として強く感じたのは、感染症をめぐる資料、記録、記憶の「何を、誰が、どう残すか」という問題です。歴史学は、「新型コロナのパンデミックを歴史化する」役割を担っています。しかし、それには大きな困難があります。新型コロナのパンデミックをめぐる資料、記録、記憶が急速に失われつつあるからです。感染症の歴史学の先達であるA・クロスビーは、二〇世紀初頭のインフルエンザの

流行が数千万人の命を奪う大規模なパンデミックだったにもかかわらず、「忘れられてしまった」と指摘しました（『史上最悪のインフルエンザ――忘れられたパンデミック』）。第一次世界大戦の終結とほぼ同時期に流行があったため、戦争を終わらせた要因の一つに数えられることもあります。感染を防ぐためマスクをしたり、隔離が実施され、それに反対する動きも起きました。人口が十数億の段階で数千万の人命を奪った歴史的事件だったにもかかわらず、その流行が忘れられてしまったのは何故でしょうか。

新型コロナの渦中にいる時には、これほど大きな影響を及ぼしているパンデミックを忘れることなどありえないと思いがちです。しかし、二〇一一年の東日本大震災とそれにともなう福島第一原発の事故を当時の私たちは忘却することはあり得ないと思っていたのではないでしょうか。ところが、時間の経過の中で、さまざまな資料、記録、記憶が廃棄と忘却のスパイラルの中にあることを直視しなければなりません。それは、新型コロナのパンデミックも同様です。新型コロナは地球上に生活しているすべての人が当事者でした。その意味で、資料、記録、記憶を残す動機づけはむしろ弱いと言わなければなりません。「新型コロナのパンデミックを歴史化する」作業は、資料、記録、記憶を意図的に残すことから始める必要があります。その対象はあまりに膨大であるため、「何を、誰が、どう残すか」という戦略を明確にする必要があります。

新型コロナへの対策には、大きく分けて、医療・公衆衛生的な対策と個人の行動変容を基礎とする社会的な対策がありました。前者は、予防や治療などへの活用のために疫学的なデータや知見が蓄積され、電子カルテの集約のシステムも含め、収集や保全の仕組みがある程度は整っています。新型コロナのパンデミックは第一章で紹介したように「歴史的緊急事態」に指定されました。公文書の保全には課題も多いのですが、中央省庁の関係文書の国立公文書館への集約、整理、公開などには、一定の仕組みが存在しています。もっとも、二〇二二年二月から二〇二三年四月に「ファストトラック」というウェブ上からの検疫手続きの際に提出された約一一〇〇件の質問票のデータが、一年保管の規定があるにもかかわらず、一か月が経過すると自動的に削除されていることが明らかになっています(毎日新聞、二〇二三年八月一日、朝刊)。地方公共団体、企業や学校などの関係資料も残されるべきです。また、より膨大な個人的な資料、記録、記憶については、現在のところ、整理や保全の仕組みがありません。

感染症の歴史学の立場から、どうしても残しておくべきだと考えているのは、二一世紀の感染症である新型コロナを象徴する膨大なSNS上の記録です。新型コロナの流行の中で明らかになったのは、「自粛」などの個人の行動変容は、それぞれの地域や国の歴史の中で蓄積されてきた制度や規範意識などの文化的社会的要素によって規定されているということでした(Wataru Iijima, *Jishuku* as a Japanese way for anti-COVID-19: Some Basic Reflections)。新型コロナのパンデミックをめぐる資料、記録、記憶をぜひ残す必要があります。それは、社会を記録することでもあります。しかし、現在のところ、整理・保全の仕組みは存在していません。

動画投稿サイトのユーチューブは、新型コロナをめぐる動画を一〇〇万本以上削除したことを明らかにしています。削除されたのは誤った治療法や虚偽情報で、AIも活用して作業が進められました。そのこと自体は必要ですが、問題動画もパンデミックの様相を示すものであり、削除された動画も、何らかの形で保存されるべきものなのです（毎日新聞、二〇二三年五月二四日、朝刊）。

二〇二三年九月、日本学術会議は、提言「新型コロナウイルス感染症のパンデミックをめぐる資料、記録、記憶の保全と継承のために」を出し、新型コロナのパンデミックをめぐる資料、記録、記憶を残すことの重要性を提起しました。提言の作成には私も参加し、パンデミックの下での社会を記録することの必要性とともに、文書館（アーカイブ）や博物館の重要性を提起しました。

「小さな歴史」をすくい取る

歴史学は、資料にもとづき、できるだけ事実に近いと考えられることがらを確定しながら、その順序や因果関係を示し、現在にとっての意味を明らかにする学問です。重要なのは、未来に向かって叙述を行うことです。新型コロナのパンデミックの中で、一日の新たな患者の数は何人で、また、亡くなったのは何人などという報道があふれました。しかし、患者や死者の一人一人にさまざまな生活や思いがあるはずです。それらが単に数字に置き換えられてしまうことに危惧を抱きました。パンデミックを歴史化するならば、新型コロナの流行という「大きな歴史」と同時に、一人一人の生活を描く「小さな歴史」を集め、歴史として叙述することが必要だという思いを強くしています。私が、上述のSNSの記録や、本書でもいくつか紹介してきた感染症をめぐる回想録などにこだわるのはそのためです。

「歴史総合」と感染症

二〇二二年から開始された高等学校の必修科目「歴史総合」は、学習指導要領において、二〇世紀におけるグローバル化との関係から感染症の歴史を取り扱うことを定めています。本書が取り上げた天然痘、ペスト、マラリアは、これまでの高等学校世界史や日本史の中で言及されることもありましたが、パターンが固定化していました。世界史では、「コロンビアン・イクスチェンジ」において天然痘が紹介され、また、あたかも中世ヨーロッパでのみ黒死病が流行したかのように論じられてきました。日本史では、仏教の伝来と中国や朝鮮半島との交流の中で天然痘に言及するのが普通でした。こうした中で、日本におけるペストの流行が紹介されることは稀で、マラリアへの言及はほとんどありません。

歴史をていねいにひもといていくと、本書で明らかにしたように、感染症はもっと身近で、しかも、日本と世界を区分することができないものでした。高等学校の先生方には、ぜひ地域における感染症の歴史を掘り起こし、その意味を高校生とともに考えていただくことをお願いします。それは自分たちが生活している環境、国家、地域や社会という場を新たな視角から見つめなおすきっかけとなるでしょう。その際には、新型コロナも重要な対象となるでしょう。

感染症の歴史学のレッスン

感染症の歴史学は、感染症を社会的な現象としてとらえ、感染症の流行が、健康、栄養、休養などをめぐる歴史的に蓄積されてきた文化と密接な関係にあることを明らかにしてきました。人類生態学の立場からラオスなどの発展途上国における公衆衛生の整備に参画してきた門司和彦は、二一世紀初頭のＳＡＲＳによって明らかになったのは、先進国だけで国際的に感染症を管理することは不可能だということで、国際保健(門司はこれを「エコヘルス(Ecological Health)」と呼んでいます)の重要性を強調しました。感染症の発生しにくい環境を整備すること、具体的には衛生的なトイレやごみ処理の必要性、予防接種などの医療や感染症対策に従事するための人材の養成、健康教育、栄養や免疫の改善などです(門司和彦「総論 感染症に対する現代社会の脆弱性」)。門司は感染症対策を効果的に行うためには、医療や公衆衛生の領域と社会科学の協働が必要だと述べています。そこに感染症の歴史学も参画することが必要です。

感染症の歴史学が教えているのは、パンデミックやエンデミックに対して、人類はさまざまな知恵を出し、それを乗り切ってきたということです。その軌跡は平坦なものではありませんでした。天然痘のように制圧に成功した感染症もありますが、マラリアに象徴されるように、依然として病原体との適切なバランスをとることができずにいる感染症も少なくありません。また、新型コロナに続く新興感染症の来襲は不可避だとされています。新型コロナのパンデミックがこれほど大きな影響を及ぼしたのは、それだけ感染症の管理が進んできた(感染症で亡くなる可能性が低くなった)社会が構築されてきたからでもあります。感染症をめぐる知見を蓄積し、感染症によって命を落とす機会が減少するよう、人類は国際協調を軸にその歩みを進めていく以外に道はありません。感染症の歴史学のレッスンはそれを私たちに教えているのです。

文献一覧

青木歳幸『江戸時代の医学——名医たちの三〇〇年』吉川弘文館、二〇一二年
青木歳幸、大島明秀、W・ミヒェル(編)『天然痘との闘い——九州の種痘』岩田書院、二〇一八年
青木歳幸、W・ミヒェル(編)『天然痘との闘いII——西日本の種痘』岩田書院、二〇二一年
青木歳幸、W・ミヒェル(編)『天然痘との闘いIII——中部日本の種痘』岩田書院、二〇二二年
青木歳幸、W・ミヒェル(編)『天然痘との闘いIV——東日本の種痘』岩田書院、二〇二三年
アジア・パシフィック・イニシアティブ『新型コロナ対応・民間臨時調査会 調査・検証報告書』ディスカバー・トゥエンティワン、二〇二〇年
アーノルド、デイヴィッド『身体の植民地化——一九世紀インドの国家医療と流行病』見市雅俊訳、みすず書房、二〇一九年(David Arnold, *Colonizing the Body: State Medicine and Epidemic Disease in Nineteenth-Century India*, University of California Press, 1993.)
阿部謹也『ハーメルンの笛吹き男——伝説とその世界』平凡社、一九七四年。ちくま文庫、一九八八年
雨宮処凜『コロナ禍、貧困の記録——二〇二〇年、この国の底が抜けた』かもがわ出版、二〇二一年
安保則夫『ミナト神戸コレラ・ペスト・スラム——社会的差別形成史の研究』学芸出版社、一九八九年。『近代日本の社会的差別形成史の研究』(増補『ミナト神戸コレラ・ペスト・スラム』)明石書店、二〇〇

七年
飯島渉『ペストと近代中国――衛生の「制度化」と社会変容』研文出版、二〇〇〇年
飯島渉『マラリアと帝国――植民地医学と東アジアの広域秩序』東京大学出版会、二〇〇五年。増補新装版、東京大学出版会、二〇二三年
飯島渉「北海道開拓とマラリア」『マラリアと帝国――植民地医学と東アジアの広域秩序』増補新装版、東京大学出版会、二〇二三年
飯島渉『感染症の中国史――公衆衛生と東アジア』中公新書、二〇〇九年
飯島渉「『レイテ戦記』と日本住血吸虫症」『「中国史」が亡びるとき――地域史から医療史へ』研文出版、二〇二〇年
飯島渉「武漢「封城」研究の課題」『中国―社会と文化』三六号、二〇二一年
飯島渉「中国のCOVID-19対策と「社区」」『アジア研究』第六七巻第四号、二〇二一年
飯島渉「「感染症の歴史学」と世界史――パンデミックとエンデミック」『岩波講座 世界歴史』第一巻、岩波書店、二〇二一年
飯島渉「中国武漢市のロックダウンと「社区」――COVID-19対策におけるコミュニティの問題」『社会経済史学』第八九巻第二号、二〇二三年
犬養楓『トリアージ』書肆侃侃房、二〇二一年
上田信『ペストと村――七三一部隊の細菌戦と被害者のトラウマ』風響社、二〇〇九年
王星光・鄭言午「也論金末汴京大疫的誘因与性質」『歴史研究』二〇一九年第一期

大岡昇平『ある補充兵の戦い』現代史出版会、一九七七年、岩波現代文庫、二〇一〇年

大嶽浩良（編）『栃木の流行り病 伝染病 感染症』下野新聞社、二〇二一年

大林啓吾「法制度の憲法問題――新型コロナウイルスのケースを素材にして」同編『感染症と憲法』青林書院、二〇二一年

小川昌信「無病息災 祈りの「黄ぶな」」『日本経済新聞』二〇二一年二月二六日、朝刊

尾身茂『ＷＨＯをゆく――感染症との闘いを超えて』医学書院、二〇一一年

尾身茂『一一〇〇日間の葛藤――新型コロナ・パンデミック、専門家たちの記録』日経ＢＰ、二〇二三年

カイプル、Ｋ・Ｆ（編）『疾患別医学史』Ⅱ、酒井シヅ監訳、朝倉書店、二〇〇六年（*The Cambridge Historical Dictionary of Disease*, Cambridge U. P., 2003.）

郭晶『武漢封城日記』聯経文庫、二〇二〇年。『武漢封城日記』稲畑耕一郎訳、潮出版社、二〇二〇年

苅谷剛彦「自粛という言葉に違和感」共同通信社（編）『心をたもつヒント――七六人が語る「コロナ」』共同通信社、二〇二〇年

河合香織『分水嶺――ドキュメント コロナ対策専門家会議』岩波書店、二〇二一年

カーソン、Ｒ『沈黙の春』青樹簗一訳、新潮社、二〇〇一年（Rachel Carson, *Silent Spring*, Houghton Mifflin Company, 1962.）

クロスビー、Ａ・Ｗ『史上最悪のインフルエンザ――忘れられたパンデミック』西村秀一訳、みすず書房、二〇〇四年（Alfred W. Crosby, *America's Forgotten Pandemic: The Influenza of 1918*, Cambridge U. P., 1989.）

現代歌人協会（編）『二〇二〇年 コロナ禍歌集』現代歌人協会、二〇二一年

鴻上尚史・佐藤直樹『同調圧力——日本社会はなぜ息苦しいのか』講談社現代新書、二〇二〇年
香西豊子『種痘という〈衛生〉——近世日本における予防接種の歴史』東京大学出版会、二〇一九年
小島毅「建康で人々を自粛させた高僧」『UP』二〇二〇年八月号
小林茂「疾病にみる近世琉球列島」財団法人沖縄県文化振興会公文書管理部史料編集室(編)『沖縄県史 各論編4 近世』沖縄県教育委員会、二〇〇五年
小柳剛『パンデミック客船「ダイヤモンド・プリンセス号」からの生還』KADOKAWA、二〇二〇年
佐々木博光「黒死病とユダヤ人迫害——事件の前後関係をめぐって」『大阪府立大学紀要(人文・社会科学)』五二巻、二〇〇四年
サムス、C・F『GHQサムス准将の改革——戦後日本の医療福祉政策の原点』竹前英治編訳、桐書房、二〇〇七年(Crawford F. Sams, *Medic: the Mission of an American Military Doctor in Occupied Japan and Wartorn Korea*, Z. Zakarian ed., M. E. Sharpe. 1998.)
シゲリスト、H・E『文明と病気』上・下、松藤元訳、岩波新書、一九七三年(Henry E. Sigerist, *Civilization and Disease*, Cornell U. P., 1943.)
篠田謙一『人類の起源——古代DNAが語るホモ・サピエンスの「大いなる旅」』中公新書、二〇二二年
シャー、ソニア『人類五〇万年の闘い——マラリア全史』夏野徹也訳、太田出版、二〇一五年(Sonia Shah, *The Fever: How Malaria Has Ruled Humankind for 500,000 Years*, Sarah Crichton Books, 2010.)
ジャネッタ、アン『種痘伝来——日本の〈開国〉と知の国際ネットワーク』廣川和花・木曾明子訳、岩波書店、二〇一三年(Ann Jannetta, *The Vaccinators: Smallpox, Medical Knowledge, and the 'Opening' of Japan,*

Stanford U. P., 2007.)
関なおみ『保健所の「コロナ戦記」ＴＯＫＹＯ２０２０―２０２１』光文社新書、二〇二一年
瀬原義生「大黒死病とヨーロッパ社会の変動」『立命館文学』五九五号、二〇〇六〜二〇〇七年
曹樹基・李玉尚『鼠疫：戦争与和平――中国的環境与社会変遷（一二三〇〜一九六〇）』済南：山東画報出版社、二〇〇六年
ダイアモンド、ジャレド『銃・病原菌・鉄――一万三〇〇〇年にわたる人類史の謎』上・下、倉骨彰訳、草思社、二〇〇〇年（Jared Diamond, *Guns, Germs, and Steel: the Fates of Human Societies*, W. W. Norton, 1997.）
大日本除虫菊株式会社社史編纂室『金鳥の百年――大日本除虫菊株式会社百年史』大日本除虫菊、一九八八年
玉手慎太郎『公衆衛生の倫理学――国家は健康にどこまで介入すべきか』筑摩選書、二〇二二年
旦部幸博・北川善紀『最小にして人類最大の宿敵　病原体の世界――歴史をも動かすミクロの攻防』講談社ブルーバックス、二〇二二年
チポラ、カルロ・Ｍ『ペストと都市国家――ルネサンスの公衆衛生と医師』日野秀逸訳、平凡社、一九八八年（Carlo M. Cipolla, *Public Health and the Medical Profession in the Renaissance*, Cambridge U. P., 1976.）
陳高傭『中国歴代天災人禍表』上海：国立曁南大学叢書之一、一九三九年。後に、上海書店影印、一九八六年
手塚洋輔『戦後行政の構造とディレンマ――予防接種行政の変遷』藤原書店、二〇一〇年

デフォー、ダニエル『ペスト』平井正穂訳、中公文庫、二〇〇九年。『ペストの記憶』武田将明訳、研究社、二〇一七年。『疫病流行記』泉谷治訳、現代思潮社、二〇二〇年（Defoe, Daniel, *A Journal of the Plague Year*, 1722.）
寺田寅彦「小爆発二件」『文学』一九三五年一一月、小宮豊隆（編）『寺田寅彦随筆集』第五巻、ワイド版、岩波文庫、一九九三年
富田英壽『天然痘予防に挑んだ秋月藩医 緒方春朔』海鳥社、二〇一〇年
内閣官房「新型コロナウイルス感染症緊急事態宣言の実施状況に関する報告」内閣官房ホームページ、二〇二一年一〇月八日
永野正宏『北海道天然痘流行対策史――アイヌ民族と安政年間の種痘を中心に』北海道大学出版会、二〇二二年
夏川草介『臨床の砦』小学館、二〇二一年。加筆改稿版、小学館文庫、二〇二二年
夏川草介『レッドゾーン』小学館、二〇二二年（一部は『STORY BOX』二〇二二年一月・三月号、その他は書き下ろし）
西浦博・川端裕人『理論疫学者・西浦博の挑戦 新型コロナからいのちを守れ！』中央公論新社、二〇二〇年
西村康稔『コロナとの死闘』幻冬舎、二〇二二年
日経メディカル（編）『グローバル感染症』日経BP社、二〇一五年
二宮陸雄『種痘医 北城諒斎 天然痘に挑む』平河出版社、一九九七年

日本医療政策機構『日本の国際保健政策：課題と挑戦』同所、二〇一三年
橋本岳『新型コロナウイルス感染症と対峙したダイヤモンド・プリンセス号の四週間——現場責任者による検疫対応の記録』日本公衆衛生協会、二〇二一年
橋本雅一『世界史の中のマラリア——一微生物学者の視点から』藤原書店、一九九一年
長谷川英夫『軍医のみたガダルカナル島戦』黒目書房、一九八二年
帚木蓬生『蠅の帝国——軍医たちの黙示録』新潮社、二〇一一年
帚木蓬生『蛍の航跡——軍医たちの黙示録』新潮社、二〇一一年
原田泰『コロナ政策の費用対効果』ちくま新書、二〇二一年
平体由美『病が分断するアメリカ——公衆衛生と「自由」のジレンマ』ちくま新書、二〇二三年
廣川和花「天然痘ワクチンに使われたウイルスの正体」『医学史と社会の対話』ホームページ（https://igakushitosyakai.jp/article/post-269/）、二〇一七年
廣川和花「予防接種とワクチン——ジェンナーから反ワクチン運動まで」日本医史学会（編）『医学史事典』丸善出版、二〇二二年
方方『武漢日記——封鎖下六〇日の魂の記録』飯塚容・渡辺新一訳、河出書房新社、二〇二〇年
深瀬泰旦『天然痘根絶史——近代医学勃興期の人びと』思文閣出版、二〇〇二年
富士川游『日本疾病史』平凡社東洋文庫、一九六九年
船曳由美『一〇〇年前の女の子』講談社、二〇一〇年。文春文庫、二〇一六年
保阪正康「戦略なき対策の行方は」共同通信社（編）『心をたもつヒント——七六人が語る「コロナ」』共

同通信社、二〇二〇年
保阪正康『世代の昭和史――「戦争要員世代」と「小国民世代」からの告発』毎日新聞出版、二〇二二年
本庄総子『疫病の古代史――天災、人災、そして』吉川弘文館、二〇二三年
牧原出／坂上博『きしむ政治と科学　コロナ禍、尾身茂氏との対話』中央公論新社、二〇二三年
マクニール、W・H『疫病と世界史』佐々木昭夫訳、新潮社、一九八五年。中公文庫（上・下）、二〇〇七年（William Hardy McNeill, *Plagues and Peoples*, Anchor Press, 1976.）
増田研・猪狩友美（編）『別冊　木村英作　一九七三〜七四年、天然痘を追い詰めた記録』Global Ageing Study Group ホームページ、二〇一九年
マラヴァル、ピエール『皇帝ユスティニアヌス』大月康弘訳、白水社文庫クセジュ、二〇〇五年（Pierre Maraval, *L'empereur Justinien*, Que sais-je?, 1999.）
見市雅俊『ロンドン＝炎が生んだ世界都市――大火・ペスト・反カソリック』講談社、一九九九年
見市雅俊・斎藤修・脇村孝平・飯島渉（編）『疾病・開発・帝国医療――アジアにおける病気と医療の歴史学』東京大学出版会、二〇〇一年
三木健『八重山近代史の諸相』文嶺社、一九九二年
水木しげる『水木しげるのラバウル戦記』筑摩書房、一九九四年。ちくま文庫、一九九七年
峯洋一『南アフリカ――「虹の国」への歩み』岩波新書、一九九六年
宮崎揚弘『ペストの歴史』山川出版社、二〇一五年
宮島喬『「移民国家」としての日本――共生への展望』岩波新書、二〇二二年

村上陽一郎『ペスト大流行――ヨーロッパ中世の崩壊』岩波新書、一九八三年
村上陽一郎(編)『コロナ後の世界を生きる――私たちの提言』岩波新書、二〇二〇年
モア、ジェイムズ・C『ホノルル ペストの火――一九〇〇年チャイナタウン炎上事件』大脇幸志郎訳、生活の医療、二〇二一年(James C. Mohr, *Plague and Fire: Battling Black Death and the 1900 Burning of Honolulu's Chinatown*, Oxford U. P., 2004.)
門司和彦「総論 感染症に対する現代社会の脆弱性」『科学』第七四巻第八号、二〇〇四年
茂木幹義『マラリア・蚊・水田――病気を減らし生物多様性を守る開発を考える』海游舎、二〇〇六年
本村育恵「ベッテルハイム日誌中の vaccination と inoculation の使い分けについて――琉球への「牛痘法」導入に関する補足的考察」『沖縄史料編集紀要』第四三巻、二〇二〇年
矢口椛子『ダイヤモンド・プリンセス号に隔離された三〇日間の記録』合同出版株式会社、二〇二〇年
安村直己「南北アメリカ大陸から見た世界史」『岩波講座 世界歴史』第一四巻、岩波書店、二〇二二年
山内一也『新版 ウイルスと人間』岩波科学ライブラリー、二〇二〇年
山岡淳一郎『ルポ 副反応疑い死――ワクチン政策と薬害を問いなおす』ちくま新書、二〇二二年
山本太郎『感染症と文明――共生への道』岩波新書、二〇一一年
湯澤卓「コロナ禍における音楽の授業実施のためのガイドラインと授業の実際」『季刊音楽鑑賞教育』四五号(通巻五四九号)、二〇二一年
吉田裕『日本軍兵士――アジア・太平洋戦争の現実』中公新書、二〇一七年
吉原賢二『私憤から公憤へ――社会問題としてのワクチン禍』岩波新書、一九七五年

廖温仁『支那中世医学史』科学書院、一九八〇年
ル＝ロワ＝ラデュリ、E『新しい歴史——歴史人類学への道』樺山紘一ほか訳、新評論、一九八〇年（Emmanuel Le Roy Ladurie, *Le territoire de l'historien*, Gallimard, 1973.）
横須賀市『新型コロナウイルス感染症対応史』二〇二三年
ワインガード、ティモシー『蚊が歴史をつくった——世界史で暗躍する人類最大の敵』大津祥子訳、青土社、二〇二三年（Timothy C. Winegard, *The Mosquito: A Human History of our Deadliest Predator*, Text Publishing, 2019.）

Benedict, C.(1996), *Bubonic Plague in Nineteenth Century China*, Stanford U. P.
Benedictow, Ole J.(2004), *The Black Death, 1346–1353: The Complete History*, The Boydell Press.
Campbell, Bruce M. S.(2016), *The Great Transition: Climate, Disease and Society in the Late-Medieval World*, Cambridge U. P.
Crosby, A. W.(1972), *The Columbian Exchange: Biological and Cultural Consequences of 1492*, Greenwood.
Damaso, Clarissa. R.(2017), Revisiting Jenner's mysteries, the role of the Beaugency lumph in the evolutionary path of ancient smallpox vaccines, *Lancet Infect, Dis.*, 18(2). https://doi.org/10.1016/S1473-3099(17)30445-0
Farris, William Wayne(1995), *Population, Disease, and Land in Early Japan, 645–900*, Harvard University Asia Center. https://doi.org/10.2307/j.ctt1dnn933
Green, Monica H.(2020), The Four Black Deaths, *The American Historical Review*, 125(5).

Hymes, Robert (2014), Epilogue: A Hypothesis on the East Asian Beginnings of the Yersinia pestis Polytomy, Monica H. Green ed., *Pandemic Disease in the Medieval World: Rethinking the Black Death*, Arc Medieval Press.

Iijima, Wataru (2021), *Jishuku* as a Japanese way for anti-COVID-19: Some Basic Reflections, *Historical Social Research Supplement*, 33. https://doi.org/10.12759/hsr.suppl.33.2021.284-301

Iijima, Wataru (2019), A Hidden Journey of Insect Flower: Globalization of Pyrethrum in the Twentieth Century, *Aoyama Shigaku*, 37.

Izdebski, A. et al. (2022), Palaeoecological data indicates land-use changes across Europe linked to spatial heterogeneity in mortality during the Black Death pandemic, *Nature Ecology & Evolution*. https://doi.org/10.1038/s41559-021-01652-4

Morelli, Giovanna et al. (2010), Yersinia pestis genome sequencing identifies patterns of global phylogenetic diversity, *Nature Genetics*, 42 (12). https://doi.org/10.1038/ng.705

Politzer, R. (1964), *Plague*, WHO.

Wu Lien-teh (1959), *Plague Fighter: The autobiography of a modern Chinese physician*, W. Heffer.

Wu Lien-teh, J. W. Chun, R. Politzer & C. Y. Wu (1936), *Plague: A Manual for Medical and Public Health Workers*, Shanghai; National Quarantine Service.

Yujun, Cui et al. (2013), Historical variations in mutation rate in an epidemic pathogen, *Yersinia pestis, PNAS*, 110 (2), Jan. 8. https://doi.org/10.1073/pnas.1205750110

あとがき

本書では、天然痘、ペスト、マラリアという人類にさまざまな影響を及ぼしてきた感染症の歴史に、二〇二〇年以来の新型コロナを重ね合わせながら、そのパンデミックを歴史化することを試みました。

パンデミックに翻弄された時間をふりかえると、冷静に対応するのは容易でなかったことを思い出します。物理学者で随筆家としても著名な寺田寅彦は、一九三五年に起きた浅間山の爆発の時の人々の言動をめぐって、「ものをこわがらな過ぎたり、こわがり過ぎたりするのはやさしいが、正当にこわがることはなかなかむつかしいことだと思われた」（「小爆発二件」『文学』一九三五年一一月、小宮豊隆編『寺田寅彦随筆集』第五巻、ワイド版岩波文庫、一九九三年、二五八頁）という言葉を残しています。新型コロナのパンデミックの中で、この言葉の「正当に」にアクセントを置いて過度に怖がらなくてよいという意味で引用されることもありました。しかし、寺田の本意は「こわがる」ことの難しさを指摘することにあったのです。寺田も実際に爆発を見たいと思った一人でした。そして、爆発のさなかにもかかわらず、平気で浅間山に登っていった人がいたことを聞き、自戒を込めてこの文章を書いたのです。

新型コロナのパンデミックへの対策では、公衆衛生的な対策が既存の国家や国際機関を基盤に進められ、国家の役割が肥大化しました。しかし、対策が常に成功したところはありませんでした。未知の新興感染症だったこと、ウイルスの変異によってその時々にとるべき対策が変化したこともその要因です。機敏な政策転換は困難で、それはWHOのような国際機関も同様でした。

二〇世紀の日本は、感染症対策の面で成功と失敗の二つの顔を持っていました。天然痘対策としての強制種痘などに象徴される衛生行政の制度化を急速に進め、さまざまな感染症の制圧を進めました。結核もそうした感染症の一つで、医療や公衆衛生対策の進展と同時に栄養水準の向上によってその抑制が進みました。他方、日本の感染症対策はハンセン病患者への強制的な隔離なども特徴としており、地方病対策では地域社会の持つ「同調圧力」が対策の効果を高めていました。歴史をさかのぼってみると、こうした成功と失敗はコインの表と裏の関係だったことがわかります。二〇世紀末になると、疾病構造の変化の中で、日本は医療資源の重点的な配分を感染症対策から生活習慣病対策に移し、感染症対策を担ってきた保健所などを再編しました。総じて言えば、私たちは、「感染症で人が亡くなることが少なくなった社会に生きている」のです。世界は、二一世紀になってSARSやMERSなど、さまざまな新興感染症の脅威に直面しました。日本は二〇〇九年の新型インフルエンザも含め、幸いなことにその影響は大きくありませんでした。二〇二〇年以来の新型コロナは、そうした状況の中で流行したのです。衝撃が大きかったのは、感染症で人が亡くなることが少なくなっていた時代に、全ての人々が生命の危機に直面したからでした。

そうした歴史的事件であり、また、パンデミックの渦中には新型コロナを話題にしない日はなかったのに、私たちはその資料、記録、記憶をきちんと残し、後世に伝える努力をしているでしょうか。感染症の歴史学を専門とする者の一人として、コロナ禍の渦中からそれが気になり、折にふれて新型コロナの資料、記録、記憶の「何を、誰が、どう残すか」をめぐって発言してきました。人間は忘却する動物であり、それなしには生きてゆけないことも事実です。しかし、忘却が次のパンデミックの被害を大きくすることも事実なのです。さまざまなかたちで、新型コロナの資料、記録、記憶を残し、後世に伝えることが必要であり、微力ながらその責任を担いたいと思い、この本を書きました。次の方々に本書の原稿を読んでいただき、さまざまな助言をいただきました。磯谷正行、市川智生、井上弘樹、大房信幸、大前比呂思、加賀谷渉、関なおみ、廣川和花、和田崇之の皆さま(敬称略)有り難うございました。

二〇二〇年の初め、パンデミックの初期に、岩波書店の杉田守康さんから、『コロナ後の世界を生きる』への執筆依頼がありました。以前、ある論文集の企画でご一緒したことがあったからです。「ロックダウンの下での「小さな歴史」」という文章を書き、その後、岩波書店の「B面の岩波新書」に「私のコロナ史」を連載しました。連載という形式は予想以上にたいへんでしたが、進行中の新型コロナのパンデミックをめぐる資料を保存しておくよいきっかけになりました。時々の文章は私の記憶でもあります。本書ではその一部を活用しました。未完なので、本書の刊行ののちに、結びを書くつもりです。

新型コロナのパンデミックからまる四年の時間が経過しました。毎日がフィールドワークをしているような日々でした。本書の執筆のために、文献を読み返して、「コロナ後の世界と言へど三・四年経てば忘れてしまふよみんな」(大崎瀬都)という歌が二〇二〇年に既に詠まれていたことに気づきました(現代歌人協会(編)『二〇二〇年 コロナ禍歌集』二八頁)。けれども、歴史化することで、何とかそれに抗ってみたいという気持ちが本書を執筆する動機となりました。なお、本書では、人名の敬称は略し、文献の引用は最少限にとどめ、本文中では文献の副題を省略した場合があります。最後になりましたが、本書の刊行のために尽力して下さった岩波書店新書編集部の杉田守康さんに御礼申し上げます。

二〇二三年一二月

飯島　渉

飯島 渉

1960年，埼玉県生まれ．東京学芸大学，東京大学大学院で学ぶ．博士(文学)．横浜国立大学経済学部教授などを経て，
現在—青山学院大学文学部教授，感染症アーカイブズ顧問
専攻—医療社会史
著書—『マラリアと帝国——植民地医学と東アジアの広域秩序』(東京大学出版会)
『「中国史」が亡びるとき——地域史から医療史へ』(研文出版)
『感染症と私たちの歴史・これから』(清水書院)
『感染症の中国史——公衆衛生と東アジア』(中公新書)
『ペストと近代中国——衛生の「制度化」と社会変容』(研文出版)

感染症の歴史学　　岩波新書(新赤版)2004

2024年1月19日　第1刷発行

著　者　飯《いい》島《じま》 渉《わたる》

発行者　坂本政謙

発行所　株式会社 岩波書店
〒101-8002 東京都千代田区一ツ橋 2-5-5
案内 03-5210-4000　営業部 03-5210-4111
https://www.iwanami.co.jp/

新書編集部 03-5210-4054
https://www.iwanami.co.jp/sin/

印刷・理想社　カバー・半七印刷　製本・中永製本

ISBN 978-4-00-432004-3　　Printed in Japan

岩波新書新赤版一〇〇〇点に際して

ひとつの時代が終わったと言われて久しい。だが、その先にいかなる時代を展望するのか、私たちはその輪郭すら描きえていない。二〇世紀から持ち越した課題の多くは、未だ解決の緒を見つけることのできないままであり、二一世紀が新たに招きよせた問題も少なくない。グローバル資本主義の浸透、憎悪の連鎖、暴力の応酬——世界は混沌として深い不安の只中にある。

現代社会においては変化が常態となり、速さと新しさに絶対的な価値が与えられた。消費社会の深化と情報技術の革命は、種々の境界を無くし、人々の生活やコミュニケーションの様式を根底から変容させてきた。ライフスタイルは多様化し、一面では個人の生き方をそれぞれが選びとる時代が始まっている。同時に、新たな格差が生まれ、様々な次元での亀裂や分断が深まっている。社会や歴史に対する意識が揺らぎ、普遍的な理念に対する根本的な懐疑や、現実を変えることへの無力感がひそかに根を張りつつある。そして生きることに誰もが困難を覚える時代が到来している。

しかし、日常生活のそれぞれの場で、自由と民主主義を獲得し実践することを通じて、私たち自身がそうした閉塞を乗り超え、希望の時代の幕開けを告げてゆくことは不可能ではあるまい。そのために、いま求められていること——それは、個と個の間で開かれた対話を積み重ねながら、人間らしく生きることの条件について一人ひとりが粘り強く思考することではないか。その営みの糧となるものが、教養に外ならないと私たちは考える。歴史とは何か、よく生きるとはいかなることか、世界そして人間はどこへ向かうべきなのか——こうした根源的な問いとの格闘が、文化と知の厚みを作り出し、個人と社会を支える基盤としての教養となった。まさにそのような教養への道案内こそ、岩波新書が創刊以来、追求してきたことである。

岩波新書は、日中戦争下の一九三八年一一月に赤版として創刊された。創刊の辞は、道義の精神に則らない日本の行動を憂慮し、批判的精神と良心的行動の欠如を戒めつつ、現代人の現代的教養を刊行の目的とする、と謳っている。以後、青版、黄版、新赤版と装いを改めながら、合計二五〇〇点余りを世に問うてきた。そして、いままた新赤版が一〇〇〇点を迎えたのを機に、人間の理性と良心への信頼を再確認し、それに裏打ちされた文化を培っていく決意を込めて、新しい装丁のもとに再出発したいと思う。一冊一冊から吹き出す新風が一人でも多くの読者の許に届くこと、そして希望ある時代への想像力を豊かにかき立てることを切に願う。

（二〇〇六年四月）

岩波新書より

認知症フレンドリー社会　徳田雄人
アナキズム　一丸となってバラバラに生きろ　栗原康
まちづくり都市　金沢　山出保
総介護社会　小竹雅子
賢い患者　山口育子
住まいで「老活」　安楽玲子
現代社会はどこに向かうか　見田宗介
EVと自動運転　クルマをどう変えるか　鶴原吉郎
ルポ 保育格差◆　小林美希
棋士とAI　王銘琬
科学者と軍事研究　池内了
原子力規制委員会　新藤宗幸
東電原発裁判　添田孝史
日本問答　田中優子　松岡正剛
日本の無戸籍者　井戸まさえ
〈ひとり死〉時代のお葬式とお墓　小谷みどり
町を住みこなす　大月敏雄

歩く、見る、聞く　人びとの自然再生　宮内泰介
対話する社会へ　暉峻淑子
悩みいろいろ　金子勝
魚と日本人　食と職の経済学　濱田武士
ルポ 貧困女子　飯島裕子
鳥獣害　動物たちと、どう向きあうか　祖田修
科学者と戦争　池内了
新しい幸福論　橘木俊詔
ブラックバイト　学生が危ない　今野晴貴
原発プロパガンダ　本間龍
ルポ 母子避難　吉田千亜
日本にとって沖縄とは何か　新崎盛暉
日本病　長期衰退のダイナミクス◆　金子勝　児玉龍彦
雇用身分社会　森岡孝二
生命保険とのつき合い方◆　出口治明
ルポ にっぽんのごみ　杉本裕明
鈴木さんにも分かるネットの未来　川上量生

地域に希望あり◆　大江正章
世論調査とは何だろうか◆　岩本裕
フォト・ストーリー 沖縄の70年　石川文洋
ルポ 保育崩壊　小林美希
多数決を疑う　社会的選択理論とは何か　坂井豊貴
アホウドリを追った日本人　平岡昭利
朝鮮と日本に生きる　金時鐘
被災弱者　岡田広行
農山村は消滅しない　小田切徳美
復興〈災害〉　塩崎賢明
「働くこと」を問い直す　山崎憲
原発と大津波　警告を葬った人々　添田孝史
縮小都市の挑戦　矢作弘
福島原発事故　被災者支援政策の欺瞞　日野行介
日本の年金◆　駒村康平
食と農でつなぐ　福島から◆　塩谷弘康　岩崎由美子
過労自殺〔第二版〕◆　川人博

岩波新書より

- 金沢を歩く　山出　保
- ドキュメント 豪雨災害　稲泉　連
- ひとり親家庭　赤石千衣子
- 女のからだ フェミニズム以後　荻野美穂
- 〈老いがい〉の時代◆　天野正子
- 子どもの貧困 Ⅱ　阿部　彩
- 性と法律　角田由紀子
- ヘイト・スピーチとは何か◆　師岡康子
- 生活保護から考える◆　稲葉　剛
- かつお節と日本人　宮内泰介・藤林　泰
- 家事労働ハラスメント　竹信三恵子
- 福島原発事故 県民健康管理調査の闇◆　日野行介
- 電気料金はなぜ上がるのか◆　朝日新聞経済部
- おとなが育つ条件　柏木惠子
- 在日外国人〔第三版〕　田中　宏
- まち再生の術語集　延藤安弘
- 震災日録 記憶を記録する◆　森まゆみ
- 原発をつくらせない人びと　山秋　真

- 社会人の生き方◆　暉峻淑子
- 構造災 科学技術社会に潜む危機　松本三和夫
- 家族という意志◆　芹沢俊介
- ルポ 良心と義務　田中伸尚
- 夢よりも深い覚醒へ◆　大澤真幸
- 3・11 複合被災◆　外岡秀俊
- 子どもの声を社会へ　桜井智恵子
- 就職とは何か◆　森岡孝二
- 日本のデザイン　原　研哉
- ポジティヴ・アクション　辻村みよ子
- 脱原子力社会へ◆　長谷川公一
- 希望は絶望のど真ん中に　むのたけじ
- アスベスト 広がる被害　大島秀利
- 原発を終わらせる　石橋克彦編
- 日本の食糧が危ない　中村靖彦
- 希望のつくり方　玄田有史
- 生き方の不平等◆　白波瀬佐和子
- 同性愛と異性愛　風間　孝・河口和也
- 新しい労働社会　濱口桂一郎

- 世代間連帯　上野千鶴子・辻元清美
- 道路をどうするか　五十嵐敬喜・小川明雄
- 子どもの貧困　阿部　彩
- 子どもへの性的虐待◆　森田ゆり
- テレワーク 「未来型労働」の現実　佐藤彰男
- 反貧困　湯浅　誠
- 不可能性の時代　大澤真幸
- 地域の力　大江正章
- 少子社会日本　山田昌弘
- 親米と反米　吉見俊哉
- 「悩み」の正体　香山リカ
- 変えてゆく勇気◆　上川あや
- 戦争で死ぬ、ということ　島本慈子
- ルポ 改憲潮流　斎藤貴男
- 社会学入門　見田宗介
- 冠婚葬祭のひみつ　斎藤美奈子
- 少年事件に取り組む　藤原正範
- 悪役レスラーは笑う◆　森　達也
- いまどきの「常識」◆　香山リカ

(2023.7)　◆は品切，電子書籍版あり．　(D3)

岩波新書より

働きすぎの時代◆　森岡孝二
桜が創った「日本」　佐藤俊樹
生きる意味　上田紀行
社会起業家◆　斎藤槙
逆システム学◆　金子勝／児玉龍彦
男女共同参画の時代　鹿嶋敬
当事者主権　中西正司／上野千鶴子
豊かさの条件　暉峻淑子
クジラと日本人　大隅清治
人生案内　落合恵子
若者の法則　香山リカ
自白の心理学　浜田寿美男
原発事故はなぜくりかえすのか　高木仁三郎
日本の近代化遺産　伊東孝
証言 水俣病　栗原彬編
日の丸・君が代の戦後史◆　田中伸尚
コンクリートが危ない　小林一輔
東京国税局査察部　立石勝規

バリアフリーをつくる　光野有次
ドキュメント屠場　鎌田慧
能力主義と企業社会　熊沢誠
現代社会の理論　見田宗介
原発事故を問う◆　七沢潔
災害救援　野田正彰
スパイの世界　中薗英助
都市開発を考える　大野輝之／レイコ・ハベ・エバンス
ディズニーランドという聖地　能登路雅子
原発はなぜ危険か◆　田中三彦
豊かさとは何か　暉峻淑子
農の情景　杉浦明平
異邦人は君ヶ代丸に乗って　金賛汀
読書と社会科学　内田義彦
文化人類学への招待◆　山口昌男
ビルマ敗戦行記　荒木進
プルトニウムの恐怖　高木仁三郎
日本の私鉄　和久田康雄
社会科学における人間　大塚久雄

女性解放思想の歩み　水田珠枝
沖縄ノート　大江健三郎
沖縄　比嘉春潮
民話　関敬吾
唯物史観と現代〔第二版〕　梅本克己
民話を生む人々　山代巴
米軍と農民　阿波根昌鴻
沖縄からの報告　瀬長亀次郎
結婚退職後の私たち　塩沢美代子
ユダヤ人◆　J-P・サルトル／安堂信也訳
社会認識の歩み◆　内田義彦
社会科学の方法　大塚久雄
自動車の社会的費用　宇沢弘文
上海　殿木圭一
現代支那論　尾崎秀実

(2023.7)　◆は品切，電子書籍版あり．　(D4)

岩波新書より

漆の文化史　四柳嘉章
平家の群像 物語から史実へ　高橋昌明
シベリア抑留　栗原俊雄
アマテラスの誕生　溝口睦子
遣唐使　東野治之
戦艦大和 生還者たちの証言から　栗原俊雄
中世日本の予言書　小峯和明
歴史のなかの天皇◆　吉田孝
沖縄現代史〔新版〕　新崎盛暉
刀狩り◆　藤木久志
戦後史　中村政則
明治デモクラシー　坂野潤治
環境考古学への招待　松井章
源義経　五味文彦
明治維新と西洋文明　田中彰
奈良の寺　奈良文化財研究所編
西園寺公望　岩井忠熊
日本の軍隊　吉田裕

東西／南北考　赤坂憲雄
江戸の見世物　川添裕
日本文化の歴史　尾藤正英
熊野古道◆　小山靖憲
日本の神々　谷川健一
南京事件　笠原十九司
日本社会の歴史 上・中・下　網野善彦
神仏習合　義江彰夫
従軍慰安婦　吉見義明
考古学の散歩道　田中琢・佐原真
武家と天皇　今谷明
中世倭人伝　村井章介
琉球王国　高良倉吉
昭和天皇の終戦史　吉田裕
幻の声 NHK広島8月6日　白井久夫
西郷隆盛　猪飼隆明
平泉 よみがえる中世都市　斉藤利男
象徴天皇制への道　中村政則

正倉院　東野治之
軍国美談と教科書　中内敏夫
日中アヘン戦争　江口圭一
青鞜の時代　堀場清子
江戸名物評判記案内　中野三敏
国防婦人会　藤井忠俊
日本文化史〔第二版〕　家永三郎
平将門の乱　福田豊彦
自由民権　色川大吉
日本中世の民衆像◆　網野善彦
神々の明治維新　安丸良夫
戒厳令　大江志乃夫
漂海民　羽原又吉
真珠湾・リスボン・東京　森島守人
陰謀・暗殺・軍刀　森島守人
東京大空襲　早乙女勝元
兵役を拒否した日本人　稲垣真美
演歌の明治大正史　添田知道
天保の義民　松好貞夫
太平洋海戦史〔改訂版〕◆　高木惣吉

岩波新書より

世界史

岩波新書より

ノモンハン戦争 モンゴルと満洲国　田中克彦
中国という世界　竹内実
ウィーン 都市の近代　田口晃
紫禁城　入江曜子
ジャガイモのきた道　山本紀夫
創氏改名　水野直樹
フランス史10講　柴田三千雄
地中海　樺山紘一
多神教と一神教　本村凌二
奇人と異才の中国史　井波律子
ドイツ史10講　坂井榮八郎
ナチ・ドイツと言語　宮田光雄
ニューヨーク◆　亀井俊介
離散するユダヤ人　小岸昭
現代史を学ぶ　溪内謙
アメリカ黒人の歴史〔新版〕　本田創造
文化大革命と現代中国　安藤正士・太田勝洪・辻康吾
フットボールの社会史　F・P・マグーンJr・忍足欣四郎訳

コンスタンティノープル千年　渡辺金一
ペスト大流行　村上陽一郎
ピープス氏の秘められた日記　臼田昭
中世ローマ帝国　渡辺金一
モロッコ　山田吉彦
シベリアに憑かれた人々　加藤九祚
インカ帝国◆　泉靖一
中国の隠者　富士正晴
漢の武帝◆　吉川幸次郎
孔子　貝塚茂樹
中国の歴史 上・中・下◆　貝塚茂樹
インドとイギリス　吉岡昭彦
アリストテレスとアメリカ・インディアン　L・ハンケ・佐々木昭夫訳
フランス革命小史◆　河野健二
魔女狩り　森島恒雄
風土と歴史　飯沼二郎
ヨーロッパとは何か　増田四郎
世界史概観 上・下　H・G・ウェルズ・長谷部文雄・阿部知二訳

歴史の進歩とはなにか◆　市井三郎
歴史とは何か　E・H・カー・清水幾太郎訳
フランス ルネサンス断章　渡辺一夫
チベット　多田等観
奉天三十年 上・下　クリスティー・矢内原忠雄訳
ドイツ戦歿学生の手紙　ヴィットコップ編・高橋健二訳
アラビアのロレンス 改訂版◆　中野好夫

シリーズ 中国の歴史

中華の成立 唐代まで　渡辺信一郎
江南の発展 南宋まで　丸橋充拓
草原の制覇 大モンゴルまで　古松崇志
陸海の交錯 明朝の興亡　檀上寛
「中国」の形成 現代への展望　岡本隆司